Knaur.

Knaur.

Von Gisela Elisabeth Geiger sind bereits bei Knaur erschienen:

- Die Schüßler-Mineralsalze:
  Das Praxisbuch zur Selbstheilung
- Gesund und schön mit Schüßler-Salzen
- Gesund und strahlend schön mit Schüßlersalzen
  und Vitaminen
- Schüßler-Mineralsalze und Vitamine

Über die Autorin:

Gisela Elisabeth Geiger wurde 1937 in Stuttgart geboren. Sie ist diplomierte Kosmetikerin und Visagistin sowie ausgebildete Heilpraktikerin. Seit vielen Jahren arbeitet sie in beiden Berufsfeldern mit den verschiedensten alternativen Behandlungsmethoden, gibt Beratungen und hält Vorträge und Seminare.

Gisela Elisabeth Geiger

Schüßler-Salze für Kinder

Knaur Taschenbuch Verlag

Die im Buch veröffentlichten Ratschläge wurden mit größter Sorgfalt von Verfasserin und Verlag erarbeitet und geprüft. Eine Garantie kann jedoch nicht übernommen werden. Ebenso ist eine Haftung der Verfasserin bzw. des Verlags und seiner Beauftragten für Personen-, Sach- oder Vermögensschäden ausgeschlossen.

Besuchen Sie uns im Internet:
www.knaur.de

Vollständige Taschenbuchausgabe April 2009
Knaur Taschenbuch.
Ein Unternehmen der Droemerschen Verlagsanstalt
Th. Knaur Nachf. GmbH & Co. KG, München.

Redaktion: Franz Leipold
Umschlaggestaltung: ZERO Werbeagentur, München
Umschlagabbildung: FinePic, München
Satz: Wilhelm Vornehm, München
Druck und Bindung: Norhaven A/S
Printed in Denmark
ISBN 978-3-426-79817-1

2 4 5 3 1

Inhaltsverzeichnis

Vorwort 9

Die Mineralsalze von Dr. Schüßler

Dr. Schüßlers Mineralsalz-Geschichte 15

Darreichungsformen und Bezugsquellen 17

Die zwölf Mineralsalze im Überblick 18

Ausführliche Beschreibung der zwölf Mineralsalze 20

Nr. 1 Calcium fluoratum 20

Nr. 2 Calcium phosphoricum 22

Nr. 3 Ferrum phosphoricum 25

Nr. 4 Kalium chloratum 27

Nr. 5 Kalium phosphoricum 30

Nr. 6 Kalium sulfuricum 32

Nr. 7 Magnesium phosphoricum 34

Die »Heiße Sieben« 36

Nr. 8 Natrium chloratum 37

Nr. 9 Natrium phosphoricum 40

Nr. 10 Natrium sulfuricum 42

Nr. 11 Silicea 45

Nr. 12 Calcium sulfuricum 47

Die zwölf Ergänzungsmittel 50

Nr. 13 Kalium arsenicosum 50

Nr. 14 Kalium bromatum 51

Nr. 15 Kalium jodatum 51

Nr. 16 Lithium chloratum 52
Nr. 17 Manganum sulfuricum 52
Nr. 18 Calcium sulfuratum. 53
Nr. 19 Cuprum arsenicosum 53
Nr. 20 Kalium aluminium sulfuricum 53
Nr. 21 Zincum chloratum 53
Nr. 22 Calcium carbonicum 54
Nr. 23 Natrium bicarbonicum 54
Nr. 24 Arsenum jodatum 55

Diagnose und praktische Anwendung der Mineralsalze

Einnahme- und Dosierungsempfehlungen 59
Hinweise für die Einnahme der Schüßler-Salze 59
Dosierungsempfehlungen 60
Welche Potenz ist am wirksamsten? 62

Die richtige Diagnose 63
Die Antlitzdiagnose 63

Äußere Anwendungen 65
Wickel, Kompressen, Bäder, Waschungen 65

Ernährung von Säuglingen und Kleinkindern 71

Himalaya-Salz 75
Die Anwendung von Himalaya-Salz 76

Beschwerden von A bis Z

So benutzen Sie das Beschwerden-Register 81
Allgemeine Hinweise 82
Beschwerden und Symptome 83

Literatur 149
Register 151

Vorwort

Guten Tag, liebe Mütter und Väter,
nachdem meine beiden Bücher über die Schüßler-Mineralsalze vor fünf beziehungsweise drei Jahren erschienen sind, bekam ich unzählige Anfragen von Müttern und Vätern, die spezifische Fragen hatten, welche Krankheiten ihrer Kinder betrafen. Da ich in den beiden bereits erschienenen Büchern nicht so ausführlich auf Krankheiten eingegangen bin, die bei Kindern aller Altersgruppen auftreten können, habe ich mich entschlossen, dieses Buch zu schreiben. Darin möchte ich Ihnen Möglichkeiten aufzeigen, wie Sie Ihr Kind bei den üblichen Kinderkrankheiten und auch in Notfällen mit Schüßler-Salzen risikolos behandeln können. Andere Therapieformen, die der Kinderarzt verordnet, können mit Schüßler-Salzen wirksam unterstützt werden.
Neben den Schüßler-Salzen werden mitunter auch Kenntnisse über andere natürliche Heilweisen angeführt, die ich während des Aufziehens meiner drei Kinder und durch Recherchen und Beobachtungen im Laufe vieler Jahre gewonnen habe.
Die Therapie mit den Schüßler-Salzen ist sanft und wirkungsvoll. Ob es sich um eine Krankheit oder »nur« um eine Unstimmigkeit handelt, mit den zwölf Mineralsalzen (manchmal auch mit einem der zwölf Ergänzungsmittel, die kurz beschrieben sind) können Sie Ihrem Kind in jeder Altersstufe auf ganz natürlichem Wege helfen. Die Mittel sind milde in ihrer Wirkung, daher gut verträglich in jedem Alter, und es sind keine unliebsamen Nebenwirkungen zu befürchten.
Durch Impfungen treten heute die meisten gefährlichen Kinderkrankheiten in leichterer Form oder gar nicht mehr auf. Nach einer Impfung ist aber doch häufig eine Reaktion Ihres

Kindes gegen die geimpfte Krankheit zu erkennen. Auch über diese oft schwierige Zeit können Sie Ihrem Kind mit den Schüßler-Mineralsalzen sanft hinweghelfen.
In dem Kapitel »Beschwerden von A bis Z« sind in alphabetischer Reihenfolge die häufigsten Symptome, Krankheiten und Beschwerden beschrieben. Dabei stehen jeweils die empfohlenen Heilmittel. Bei Beschwerden Ihres Kindes schauen Sie am besten zuerst in diesem Kapitel unter den Symptomen nach. Zusätzlich helfen Ihnen die genaue Beschreibung der Mineralsalze und die Antlitzdiagnose in den ersten beiden Teilen des Buches dabei, herauszufinden, welches Mittel das Passende für Ihr Kind ist.
Schüßler-Salze haben keine Nebenwirkungen, und es besteht keine Gefahr der Überdosierung. Die Verabreichung der Schüßler-Salze ist denkbar einfach, denn die kleinen süßen Tabletten werden von Kindern aller Altersgruppen gerne gelutscht beziehungsweise werden die zerstoßenen Tablettchen ins Fläschchen gegeben und sehr gut vertragen. Bei der Herstellung dient Milchzucker als Trägersubstanz, die mit dem jeweiligen Mineralsalz angereichert und potenziert wird.
Wenn Sie das Kapitel »Einnahme und Dosierungsempfehlungen« gelesen haben, können Sie schon selbst entscheiden, wie oft Sie ein Mittel verabreichen sollten. Es ist nicht schwierig, mit den Mineralsalzen umzugehen. Wenn Sie das Falsche ausgesucht haben, dann wirkt es eben nicht, aber mehr kann dabei nicht passieren. Dann beobachten Sie Ihr Kind noch einmal sehr genau und lesen die Abschnitte über die festgestellten Symptome noch einmal aufmerksam durch.
Müssen andere, vom Arzt verschriebene Medikamente eingenommen werden, sind die Mineralsalze, zusätzlich gegeben, eine große Unterstützung bei der Genesung, weil sie Blut

und Zellen nähren und aufbauen und das Immunsystem stärken.
Mit Schüßler-Mineralsalzen, Ihrer Liebe und der Zeit, die Sie mit Ihrem Kind verbringen, wird es sicher an Leib und Seele gesund heranwachsen.
Ich wünsche Ihnen viele neue Erkenntnisse aus meinen Büchern und gute Gesundheit für Sie und Ihre Kinder!

Gisela Elisabeth Geiger

Die Mineralsalze von Dr. Schüßler

Dr. Schüßlers Mineralsalz-Geschichte

Prof. Dr. Wilhelm Heinrich Schüßler wurde 1821 in Oldenburg geboren. Nach seiner medizinischen Ausbildung begann er mit seiner Arbeit und Forschung, der die Erkenntnisse des Pathologen und Forschers Professor Dr. Rudolf Virchow zugrunde lagen. Dieser hatte die bahnbrechende Theorie aufgestellt, dass die Zelle als wesentliche Einheit des menschlichen Körpers zu sehen ist, deren gestörte Funktion zu Krankheiten führt.

Schüßler erkannte, dass die Mineralstoffe die lebensnotwendige Grundlage für unseren Organismus sind. Durch seine Forschungen gelang es ihm, herauszufinden, welche Mineralstoffe hauptsächlich in unseren Organen vorkommen, welche Aufgaben sie haben und welche Beschwerden bei einer Mineralstoffstörung auftreten.

Schüßler entdeckte insgesamt zwölf heilende Mineralsalze, auf denen er seine neue Behandlungsmethode gründete. Die Zufuhr dieser »Funktionsmittel«, wie er sie auch nannte, in kleinsten Mengen und so aufbereitet, dass sie der Zelle zugänglich sind, kann das Gleichgewicht im Körper wiederherstellen und Funktionsstörungen normalisieren. Die Mineralsalze nach Dr. Schüßler können wesentlich zum gesunden Heranwachsen von Kindern beitragen. Schüßler sagte, er brauche zur Heilung jeglicher Krankheit nichts weiter als diese zwölf Mittel. Sein großer Erfolg bestätigte diese Behauptung.

Dr. Schüßler selbst verordnete so manches Salz, nachdem er seinen Patienten gründlich betrachtet und sein Gesicht studiert hatte. Etwa um 1920 weitete Dr. Kurt Hickethier diese Methode aus. Er fand heraus, dass jeder Mineralstoffmangel im Körper ein bestimmtes Aussehen im Gesicht verursacht, und

legte diese Erkenntnisse fest in seinem Buch »Die Antlitz-Diagnose«. Indizien sind die Hautfarbe, Faltenbildung, Beschaffenheit der Hautoberfläche und der Augen.
Während und nach dem Krieg geriet die Behandlung mit Schüßler-Mineralsalzen in Vergessenheit. Doch seit etwa zehn Jahren wird der Kreis der Menschen, die auf natürliche Lebensweise und Heilung achten, immer größer.

Darreichungsformen und Bezugsquellen

Schüßler-Salze werden in Form von Tabletten, Globuli (Kügelchen), Tropfen, Pulver und Salben angeboten.
Die meisten Apotheken führen Schüßler-Mineralsalze oder können sie für Sie bestellen. Sie sind rezeptfrei erhältlich in unterschiedlich großen Packungen. Hersteller sind die DHU (Deutsche Homöopathische Union) und verschiedene andere Firmen. Die Produkte werden unter dem Namen »Dr. Schüßler Mineralsalze« oder auch »Biochemische Tabletten« oder »Biominerale« geführt.

Empfehlenswerte Bezugsquelle

Sie können die Salze auch telefonisch oder im Internet bei der Firma Kausan in Österreich bestellen. Die Bezahlung erfolgt per Überweisung auf ein deutsches Konto, so dass Sie keine höheren Bankspesen zu bezahlen haben. Geben Sie bitte bei Ihrer Bestellung die Referenznummer 570 für Deutschland an. Die Produkte dieser Firma sind sehr gut und sind dort auch in Pulverform erhältlich, was die Verabreichung an sehr kleine Kinder und Säuglinge vereinfacht.

Nr. 1 Calcium fluoratum
Elastizität von Stütz- und Bindegewebe, Sehnen und Bändern; Knochen, Zähne, Epidermis (äußere Hautschicht)

Nr. 2 Calcium phosphoricum
Erneuerung von Knochen, Zähnen, Muskeln und Blut; Kräftigung und Aufbau bei Blutarmut und Schwächezuständen, Nervenmittel; Allergien; Menstruationsblutungen

Nr. 3 Ferrum phosphoricum
Entzündungs- und Fiebermittel im ersten Krankheitsstadium; Blutaufbau und Blutbildung; Schmerzmittel; Abwehrschwäche, Infektionen; gleicht den Blutdruck aus

Nr. 4 Kalium chloratum
Entzündungs- und Fiebermittel im zweiten Krankheitsstadium; Blutreinigung, Blutbildung; Schwellungen, Schleimhäute; Flüssigkeitsansammlungen nach operativen Eingriffen; Blutverdünnung, Entgiftungsvorgänge, Ausscheidung von Impf- und chemischen Giften

Nr. 5 Kalium phosphoricum
Nervenmittel; Herzschwäche, Muskelschwäche, Lähmungen; Schlafstörungen; Fieber über 39 °C bei Entzündungsvorgängen; faulige eitrige Absonderungen, Vergiftungen und septische Zustände; niedriger Blutdruck

Nr. 6 Kalium sulfuricum
Entzündungs- und Fiebermittel im dritten Krankheitsstadium; eitrige Absonderungen; Ausscheidungs- und Entzündungsvorgänge; Sauerstoffträger; Schleimhäute; Hauterkrankungen; Muskelkater

Nr. 7 Magnesium phosphoricum
Krämpfe in allen Ausprägungen; Schmerz- und Nervenmittel, bei Unruhe, Schlafstörungen, Herzstörungen; Anfälle, Migräne, Ängste

Nr. 8 Natrium chloratum
Regulierung des Wasserhaushalts, Ausgleich des Säure-Basen- und Wärmehaushalts; Gelenke; Blutarmut durch Blutverwässerung, Mattigkeit; Schuppen, Risse in Haut und Lippen; Fließschnupfen, salzige Absonderungen, Geruchs- und Geschmacksverlust

Nr. 9 Natrium phosphoricum
Ausgleich des Säure-Basen-Haushalts; Verkalkung, Steinbildung in Galle, Nieren und Blase; Fettsucht und ihre Folgen; gelbe cremige, sauer riechende Absonderungen; Sodbrennen, Mundgeruch

Nr. 10 Natrium sulfuricum
Wichtigstes Lebermittel; Ausscheidungs- und Entgiftungsmittel für Leber und Galle, für Nieren, Bauchspeicheldrüse; Ödeme, Diabetes, Asthma, Durchfälle, bitterer Geschmack im Mund

Nr. 11 Silicea
Blutreinigungs- und Ausscheidungsmittel bei eiternden Krankheiten; verfrühte Alterserscheinungen, Falten, schwache oder brüchige Haare und Nägel, Bindegewebeschwäche; gereizte Nerven; Schweißregulierung; erhöhte Harnsäure, Gicht, Drüsen; Licht- und Geräuschempfindlichkeit, Bindehautentzündung

Nr. 12 Calcium sulfuricum
Schlecht heilende eitrige Vorgänge, Blutreinigung, Entgiftungs- und Ausscheidungsprozesse der Leber; Schleimhäute, übel riechende blutig-eitrige Absonderungen, Abszesse und Furunkel; chronisches Rheuma, Bindehaut-, Mandel-, Blasen- und Nierenentzündungen; Gedächtnis- und Konzentrationsschwäche, Schlaflosigkeit

Ausführliche Beschreibung der zwölf Mineralsalze

Im Folgenden werden die Funktion, Wirkung und Anwendung der Salze ausführlich beschrieben. Außerdem bekommen Sie Hinweise für die Antlitzdiagnose (siehe Seite 63) und erfahren, in welchen Lebensmitteln die Mineralstoffe vorkommen.

Nr. 1 Calcium fluoratum

Andere Bezeichnungen: Calcarea fluorata, Flussspat
Calcium fluoratum ist in erster Linie zuständig für die Elastizität von Sehnen und Bändern und verschiedenen Gewebearten. Es ist in den Gefäßwänden, in der Knochenoberfläche, im Muskel-, Binde- und Stützgewebe, in Herz, Lungen, Nieren, Gehirn, Augen und im Zahnschmelz zu finden. Seine Hauptfunktion ist die Erhaltung der Kontraktionsfähigkeit von elastischen Fasern nach einer Dehnung, also der Fähigkeit, sich wieder zusammenzuziehen. Bei längerem Mangel von Calcium fluoratum wird die Dehnbarkeit der Muskelfasern immer schwächer. Sie können sich zwar dehnen und strecken, jedoch nicht mehr zusammenziehen.
Die Erschlaffung feiner Bänder, die beispielsweise die Zähne im Zahnfleisch festhalten, führt zur Lockerung und schließlich zum Verlust der Zähne.
Im Zahnschmelz befindet sich ein besonders großer Anteil an Flussspat. Wenn dieser bei Kleinkindern nur mangelhaft vorhanden ist, führt dies zu scharfkantigen, oft zackigen Zahnrändern.

Bei einem Mangel an diesem Mineralsalz über längere Zeit ist der Körper durch Schmerzen in Gelenken, Sehnen und Bändern in seiner Bewegungsfreiheit eingeschränkt – das betrifft vor allem alle großen Gelenke und die Wirbelsäule.
Calcium fluoratum ist ein langsam wirkendes Mittel und geht auf bereits jahrelang bestehende Mangelerscheinungen ein. Die Potenz D12 ist für eine Langzeiteinnahme am günstigsten. Da sich Flussspat hauptsächlich in den Hartsubstanzen des Körpers befindet, braucht der Aufbau nach längerem Mangelzustand entsprechend lange. Eine spontane Verbesserung oder Linderung der Symptome kann jedoch häufig bereits nach ein- bis zweiwöchiger Einnahme eintreten, was kein Anlass zum Abbruch der Behandlung sein sollte.
Wenn Symptome sozusagen akut auftreten, wie z. B. starke Schmerzen oder ein Gefühl von Starrheit in den Gliedmaßen oder am ganzen Körper, kann zunächst für etwa zwei Wochen mit fünf bis sechs täglichen Gaben begonnen und über mehrere Monate mit drei täglichen Gaben fortgefahren werden.
Werdende und »frisch gebackene« Mütter sollten vorbeugend Calcium fluoratum einnehmen, um die Rückbildung der Gebärorgane und die Hautelastizität zu unterstützen. Wenn im Anfangsstadium der Schwangerschaft mit der Einnahme von Calcium fluoratum D12 begonnen wird, etwa vier- bis fünfmal zwei Tabletten täglich, können Schwangerschaftsstreifen und durch Überdehnung entstehendes schlaffes Gewebe weitgehend vermieden werden. Zusätzliches sorgfältiges Einmassieren von Calcium-fluoratum-Salbe an Bauch, Brust, Oberschenkeln und im Genitalbereich, vor allem in den letzten drei Schwangerschaftsmonaten, verhindert meistens allzu schlimme Schwangerschaftsstreifen und einen Dammriss während der Geburt.
Während der Schwangerschaft wird Calcium fluoratum D12

in Kombination mit Calcium phosphoricum D6 eingenommen und ist eine wunderbare Prophylaxe für gesunde Zähne und Knochen, Augen, Sehnen und Bänder des Babys. Hierfür genügt es, wenn je eine Tablette der beiden Mittel dreimal täglich – etwa alle vier Stunden – eingenommen wird.

Calcium-fluoratum-Salbe

Senk-, Spreiz- und Plattfüße, rissige Haut an Lippen, Händen und Füßen bekommen wieder mehr Spannung und Elastizität durch längere Einnahme von Calcium fluoratum D12 und zusätzliche Einreibungen mit dieser Salbe. Die Salbe beugt auch Schwangerschaftsstreifen vor.

Antlitzdiagnose

Wenn ein Mangel von Calcium fluoratum schon lange anhält, entstehen meist feine Längs- und Querfältchen um die Augenpartie, sogenannte Würfelfalten. Außerdem tritt Firnisglanz auf, hauptsächlich auf der Stirn.

Vorkommen von Calcium fluoratum in Lebensmitteln

Fisch und Schalentiere, Nüsse, Mandeln, Vollkornprodukte, Butter, Sojabohnen, grünblättriges Gemüse und Salate, Pflaumen, Rhabarber, Kresse und Zitronen.

Nr. 2 Calcium phosphoricum

Andere Bezeichnung: phosphorsaurer Kalk

Calcium phosphoricum ist zuständig für die Nahrung der harten Körpersubstanzen, also der Knochen und Zähne. Daher ist es besonders wichtig für Kinder, deren Skelett und Zähne sich schlecht entwickeln (Rachitis). Es wird nach Operationen mit

größerem Blutverlust, bei Knochenbrüchen und auch bei anämischen Zuständen zu Restauration der Gewebe und des Nervensystems eingesetzt.
Calcium phosphoricum hilft, schon lange bestehende Mängel zu beheben, und harmoniert gut mit Calcium fluoratum und Silicea.
Ohne Calcium phosphoricum wäre die Blutgerinnung nicht möglich. Es stärkt den Tonus der Muskeln und die durch Krankheit geschwächten Organe und Gewebe. Es bindet das Albumin (Eiweiß) im Blut und ist wesentlich am Blutstoffwechsel beteiligt. Zusammen mit Ferrum phosphoricum ist es ein hervorragendes Aufbaumittel für das Immunsystem.
Calcium phosphoricum löst Muskelkrämpfe, die sich wie Muskelkater anfühlen. Treten Krämpfe plötzlich und heftig auf, so ist zusätzlich Magnesium phosphoricum nötig.
Die gesunde Blutbildung und ein kräftiger Muskelapparat werden besonders gefördert durch eine kombinierte Einnahme von Calcium phosphoricum, Calcium fluoratum, Natrium chloratum und Silicea. Dies wäre eine gesunde begleitende Maßnahme für Kinder, die viel körperliche Arbeit leisten, z. B. viel Sport machen, aber wenig essen.
Selbstverständlich ist eine ausgewogene Ernährung Voraussetzung für die hier geschilderte Wirkungsweise der Mineralsalze. Denn durch sie werden Stoffe, die in der Ernährung enthalten sind, besser vom Körper ausgewertet. Süßigkeiten, Weißmehlprodukte und tierisches Eiweiß sind starke Schleimbildner, die Calcium phosphoricum in großem Maße verbrauchen.
Calcium phosphoricum hat eine beruhigende Wirkung und hilft daher bei Nervosität und Stress. Das Mittel kann auch bei erhöhtem Pulsschlag, nach Aufregungen oder nach körper-

licher Überanstrengung gegeben werden. Bei langen Flugreisen hilft es, sich der Zeitverschiebung anzupassen.
Nach Mitternacht auftretende Schlafstörungen – bei Erwachsenen wie bei Kindern – können mit diesem Mittel wirksam behandelt werden. Es wird über den Tag verteilt eingenommen, und zwar über einen längeren Zeitraum: etwa ein bis zwei Monate oder bis die Symptome verschwunden sind. Es ist nicht als Einschlafmittel unmittelbar vor dem Schlafengehen zu verstehen. Dafür eignet sich für Kinder am besten Magnesium phosphoricum (siehe »Heiße Sieben«, Seite 37).
Um einem Kalkmangel vor und nach einer Geburt vorzubeugen, können Frauen für sich selbst und auch für ihr Kind während Schwangerschaft und Stillzeit Calcium phosphoricum D6 zusammen mit Calcium fluoratum D12 einnehmen. Diese Mittel verhelfen Mutter und Kind zu einem kräftigen Knochenbau und gesunden Zähnen und beugen Haltungsschäden vor. Außerdem wirken sie gegen Übelkeit und Erbrechen während der ersten Schwangerschaftsmonate.
Calcium phosphoricum wird eingesetzt bei plötzlichem Fieber, bei Wachstumsstörungen und -schmerzen, bei Schulkopfschmerz durch Stress, bei übermäßigem Appetit und Schockzuständen.
Bei Mangel tritt bei Kindern häufig Neurasthenie auf, die sich in rascher geistiger und körperlicher Erschöpfung zeigt. Kälte und Nässe werden als unangenehm empfunden – es wird, auch im seelischen Bereich, stets nach Wärme und Zuneigung gesucht.

Calcium-phosphoricum-Salbe

Wachstums- und Knochenschmerzen nach Frakturen, Muskelkrämpfe und Sportverletzungen können mit dieser Salbe behandelt werden.

Antlitzdiagnose

Bei länger anhaltendem Mangel von Calcium phosphoricum zeigt sich wächserne Blässe im Gesicht und an den Ohren sowie allgemein ein käsiges Aussehen.

Vorkommen von Calcium phosphoricum in Lebensmitteln

Vollkornprodukte, Milcherzeugnisse, Nüsse, besonders Mandeln, Fisch und Schalentiere, dunkelgrüne Blattgemüse und Kartoffeln.

Nr. 3 Ferrum phosphoricum

Andere Bezeichnung: phosphorsaures Eisen
Dies ist das Erste-Hilfe-Mittel unter den Mineralsalzen und das Hausmittel für die ganze Familie. Dieses Mineralsalz ist bei allen Krankheiten günstig, die in der Nacht, durch Wärme und bei Bewegung schlimmer werden und sich bei Ruhe und Kühle verbessern. Ferrum phosphoricum ist bei akuter Erkrankung ein Fiebermittel im Anfangsstadium von Entzündungen, es unterstützt den Organismus bei der Abwehrarbeit. Es kann nicht im üblichen Sinne als fiebersenkendes Mittel verstanden werden, sondern als Heilmittel der Entzündungsursache. So ist eine aufkommende Erkältung mit einer sofortigen Einnahme von Ferrum phosphoricum D12 meistens abzuwenden bzw. kann es den Verlauf abschwächen. Steigt das Fieber trotzdem über 38,5 °C, kann nach der Einnahme von Ferrum phosphoricum D12 nach zwei Tagen Kalium phosphoricum D6 dazu genommen werden.

Ferrum phosphoricum kann angewendet werden bei sämtlichen Blutungen und Wunden, bei anämischen Zuständen, Schmerzen, Verstauchungen, Muskelzerrungen, Überanstren-

gung, Durchblutungsstörungen mit rheumatischen Schmerzen, akuten Magenerkrankungen mit Schmerzen, bei Erbrechen und Durchfall mit Fieber, bei geschwächtem Immunsystem aufgrund dessen sich Erkältungskrankheiten, Entzündungen und Allergien in kurzen Abständen wiederholen, bei Mittelohrentzündungen, Akne und anderen Hautkrankheiten. Es wirkt allgemein nährend und entzündungshemmend.
In der Kinderheilkunde ist dieses Mittel ganz besonders zu empfehlen bei kleineren Schnitt- und Schürfwunden. Man pulverisiert zwei bis drei Ferrum-phosphoricum-Tabletten und streut das Pulver auf die Wunde.

Ferrum-phosphoricum-Salbe

Dieses Salbe wird eingesetzt bei bereits geschlossenen Schnitt- und Schürfwunden, Knochenbrüchen, Quetschungen und Verstauchungen, juckenden, nesselsuchtartigen Ausschlägen sowie bei Wundliegen von Säuglingen. Wie bei allen Mineralsalz-Salben wird auch bei der Ferrum-phosphoricum-Salbe die Wirkung verstärkt, wenn man einige pulverisierte Tabletten beimischt.

Antlitzdiagnose

Die Ferrum-Röte ist hell und heiß und zeigt sich hauptsächlich auf Stirn und Wangen, nicht jedoch auf der Nase. Die geröteten Hautpartien fühlen sich heißer an als die übrigen Bereiche. Tritt die Röte plötzlich auf, so ist das meist ein Hinweis auf eine kommende fieberhafte Erkrankung. Besteht ein Mangel an Ferrum phosphoricum, ist gleichzeitig eine Hohläugigkeit zu beobachten. Der Mangel zeigt sich auch in einer schwärzlichgrauen Hautfarbe speziell um die Augen, die sich bei länger anhaltendem Mangel auf das ganze Gesicht ausbreiten kann. Häufig treten stark gerötete Ohren nach körperlichen Anstrengungen auf, da bei Muskelarbeit der Eisenverbrauch erhöht ist.

Vorkommen von Ferrum phosphoricum in Lebensmitteln

Vollkornprodukte, Buchweizen, Nüsse, Linsen, Erbsen, Pflaumen, Erdbeeren, Datteln, Schnittlauch, Spinat, Feldsalat, Kopfsalat, Brunnenkresse, Kohl, Bierhefe, Sojaprodukte, Haferflocken, Getreidekeime, Eier, Fleisch, Fisch, Kartoffeln, Milchprodukte.

Nr. 4 Kalium chloratum

Andere Bezeichnungen: Kalium muriaticum, Chlorkalium
Kalium chloratum ist das Mittel für die zweite Entzündungsphase und bei chronisch auftretenden Entzündungen. Es verbindet sich mit der organischen Substanz Fibrin (Faserstoffe). Bei Mangelzuständen verliert das Fibrin seine Funktion und wird in Form von dickem, weißgrauem Schleim, der Katarrhe und andere Erkrankungen der Schleimhäute begünstigt, ausgeschieden.

Kalium chloratum, kombiniert mit Calcium sulfuricum, wirkt blutreinigend und entgiftend; ihr Einsatz ist besonders gefragt, wenn das Blut zu dickflüssig ist und zu Thrombosen neigt.

Die Einnahme von Kalium chloratum vermeidet, dass aus Schleimhäuten ausgeschiedene Faserstoffe das Blut belasten. Das Blut wird so gereinigt und seine Fließeigenschaften werden verbessert.

Bei Mangel an Kalium chloratum zeigen sich als weitere Symptome eine weiß belegte Zunge und zu helle Stuhlfarbe (Mangel an Bilirubin = Gallefarbstoff). Bei lange anhaltendem Mangel-

zustand erlahmt nach einiger Zeit die Lebertätigkeit, was zu einem trägen Stoffwechsel führt.
Kalium chloratum sollte bei Schwellungen jeglicher Ursache und zur Unterstützung der entgiftenden Funktion der Drüsen eingesetzt werden. Zusammen mit Ferrum phosphoricum ist es die richtige Behandlung bei allen entzündlichen, fiebrigen und mit Schwellungen einhergehenden Krankheiten. Stündlich eingenommen, ist diese Kombination ein wahres Wundermittel gegen Fieberbläschen (Herpes simplex).
Bei hartnäckigen Stirnhöhlenverschleimungen und verstocktem Schnupfen kann je nach Alter des Kindes (siehe dazu Tabelle Seite 61) regelmäßig abwechselnd eine Tablette Kalium chloratum und Ferrum phosphoricum gegeben werden. Wenn der Schleim sich zu lösen beginnt, sollte noch einige Tage mit Kalium chloratum behandelt werden, bis zur völligen Ausheilung.
Eine Kombination aus Kalium chloratum und Natrium chloratum ist ein hervorragendes Entgiftungsmittel und wird mit gutem Erfolg nach Operationen eingesetzt, um Narkosegifte, Arznei- und Impfgifte auszuleiten. Diese Maßnahme sollte sich über einige Wochen erstrecken.
Zur Bildung von Ptyalin im Speichel ist unter anderem Kalium chloratum erforderlich. Ptyalin dient der Vorverdauung, und wenn diese aufgrund eines Mangels an diesem Mineralstoff nicht ausreichend stattfinden kann, kommt es zu Appetitlosigkeit und/oder Völlegefühl, vor allem nach Genuss fetthaltiger Nahrungsmittel.
Die durch Mangel an Kalium chloratum auftretenden Beschwerden verschlimmern sich durch stark gewürzte und fette Kost. Sie bessern sich durch den Verzehr von Rohkost und viel Obst.

Kalium-chloratum-Salbe

Kalium-chloratum-Salbe hilft bei den verschiedensten Hautkrankheiten und Hauterscheinungen. Herpesartige Ausschläge mit entzündlichen Bläschen, trockene Hautkrankheiten mit Schuppen, Hühneraugen, Warzen, Bronchialhusten, Insektenstiche, Schwellungen aller Art wie von Zahnschmerzen, Drüsenschwellung bei Mumps und Tennisarm werden mit dieser Salbe äußerlich erfolgreich behandelt. Zur Verstärkung der Wirkung können der Salbe pulverisierte Tabletten beigemischt werden.

Antlitzdiagnose

Bei Bedarf von Kalium chloratum hat die Gesichtshaut meist eine bläulichweiße oder rötlichweiße Milchfarbe. Bei Mangel mehrerer Mineralstoffe können noch andere Farb- und Oberflächenmerkmale auf der Haut auftreten.

Vorkommen von Kalium chloratum in Lebensmitteln

Die meisten Gemüsesorten, vor allem Kartoffeln, Kohl, Linsen, Sellerie und Tomaten. Gerste, Sonnenblumenkerne, Oliven, Trockenfrüchte, Äpfel, Feigen, Grapefruits, Zitronen, Fleisch, Seefisch, Geflügel, Milchprodukte.
Aus dieser Liste ersehen Sie, dass Kalium chloratum in sehr vielen Lebensmitteln vorkommt, so dass ein Mangel nur selten auftritt. Jedoch ist im Krankheitsfall, wenn bestimmte Medikamente, z. B. Schlaf-, Beruhigungs- und Abführmittel, Diuretika, Digitalis und andere Herz- oder Kreislaufmedikamente, eingenommen werden, die Einnahme der Mineralsalze von großem Nutzen.

Nr. 5 Kalium phosphoricum

Andere Bezeichnung: phosphorsaures Kalium

Kalium phosphoricum ist das bedeutendste anorganische Mineralsalz der Zellen und besonders wichtig für die Fließfähigkeit des Blutes und die roten Blutkörperchen. Es fungiert als Nervennahrung und ist besonders stark vertreten im Gehirn, in der Muskulatur, vor allem im Herzmuskel, und im zentralen Nervensystem. Kaliummangel führt zur Ermüdung dieser Organe und damit meist zu psychosomatischen Störungen. Bei länger anhaltendem Mangel kann die Herzleistung schwächer werden, daraus folgt, dass der ganze Körper schlechter mit Blut versorgt wird.

Durch seine antiseptische Wirkung schützt Kalium phosphoricum bei krankhaften Prozessen vor Selbstvergiftung durch Ansammlung von toxischen Stoffen, die bei Mangel dieses Mineralsalzes nicht in genügender Weise vom Stoffwechsel entsorgt werden können. Es unterstützt die Heilung von Lähmungserscheinungen, die bei unterschiedlichen Krankheiten auftreten können.

Während die Einnahme von anderen Kaliumpräparaten strengstens vom Arzt verordnet werden muss, da sie sonst gefährlich werden kann, ist die Anwendung dieses Mineralsalzes sehr wirksam und durch die Potenzierung ganz und gar unbedenklich.

Stress, Kummer und Sorgen verzehren Kalium phosphoricum, und das verursacht Krankheiten. Das Mittel ist geeignet, das Immunsystem gesund zu halten beziehungsweise aufzubauen, und daher vor allem bei länger anhaltenden fiebrigen und das Nervensystem belastenden Krankheiten einzusetzen. Es ist das Hauptmittel bei allen Erschöpfungszuständen und Veränderungen des Befindens mit depressivem Charakter.

Zur Entgiftung des Körpers und bei Durchfall, der durch psychische Erregung verursacht wurde und Heißhunger und große Schwäche mit sich bringt, können etwa zehn Tabletten für Kinder jeden Alters in etwas abgekochtem Wasser aufgelöst und alle halbe Stunde schluckweise verabreicht werden.
Durch Kalium-phosphoricum-Mangel verursachte Zustände verschlimmern sich gegen Morgen, bei körperlicher und geistiger Anstrengung, bei seelischer Erregung und bei Kälte. Besserung entsteht durch Ruhe und Wärme.

Kalium-phosphoricum-Salbe

Die Salbe kann zusätzlich eingesetzt werden bei Nervenschmerzen aller Art, bei Abgeschlagenheit, Gereiztheit, Hautjucken, Muskelschwäche, Lähmungserscheinungen nach Diphtherie, Kinderlähmung, Schlaganfall, beginnendem Wundbrand, Flechten, nesselsuchtartigen Hautausschlägen, kreisrundem Haarausfall und Allergien.

Antlitzdiagnose

Die Gesichtshaut sieht aschgrau, wie ungewaschen und müde aus, vor allem am Kinn und an den Schläfen. Sie lässt die Betroffenen müde und krank aussehen. Dieser Eindruck entsteht schon bei flüchtiger Betrachtung.

Vorkommen von Kalium phosphoricum in Lebensmitteln

Vollkornprodukte, Kartoffeln, Fisch, Fleisch, Milchprodukte, Geflügel, Eier.

Nr. 6 Kalium sulfuricum

Andere Bezeichnung: schwefelsaures Kalium
Kalium sulfuricum befindet sich in der Epidermis, also der äußeren Hautschicht, und in allen Schleimhäuten. Es ist ein hervorragendes Lebermittel, weil es die Entgiftungsarbeit dieses Organs unterstützt.
Kalium sulfuricum fördert den venösen, Ferrum phosphoricum den arteriellen Blutkreislauf.
Wenn chronische Krankheiten wie Ekzeme, allergische Hauterscheinungen, Neurodermitis und Hautjucken weder richtig ausbrechen noch abheilen wollen, ist Kalium sulfuricum gefragt.
Bei chronischen Erkältungskrankheiten wie Schnupfen, verstopften Nebenhöhlen und Husten zeigen sich bei Mangel dieses Mineralstoffs gelblich schleimige Absonderungen, Abschuppungen, chronisch eitrige Schleimhautkatarrhe in Hals, Nase, Ohren, Bronchien und Augenbindehaut. Kalium sulfuricum ist das Mittel im dritten beziehungsweise Endstadium nach Entzündungen mit dunkelgelben Absonderungen von Nase, Rachen und der Haut bei Ekzemen, Allergien, Neurodermitis, Akne sowie Abschuppungen mit klebrigem Untergrund und Warzen.
Bei Mangel an Kalium sulfuricum entsteht Sauerstoffmangel im Blut, was Mattigkeit, Unlust, Antriebslosigkeit, nervöse Herzstörungen, Apathie und häufig Kopf-, Glieder- und Muskelschmerzen zur Folge haben kann. Mangelzustände dieses Mineralsalzes verschlimmern sich in schlecht gelüfteten Räumen und verbessern sich an der frischen Luft.
Der Schwefelanteil in diesem Mittel fördert die Entgiftung des Blutes und der Gewebe, indem es für eine verstärkte Ausscheidung von Stoffwechselschlacken sorgt. Während der

Einnahme sollte daher besonders viel getrunken werden. Es ist gelegentlich möglich, dass es zu einer Erstverschlechterung kommt, da der Körper auch über die Haut entgiftet und sich dort vorübergehend mehr Unreinheiten zeigen können. In diesem Fall und auch sonst bei Hautkrankheiten können die befallenen Körperpartien mit Kalium-sulfuricum-Salbe, der man ein bis zwei pulverisierte Tabletten dieses Typs beimischt, zur Linderung und schnelleren Heilung sanft massiert werden.

Bei allen über längere Zeit anhaltenden Hauterkrankungen ist Kalium sulfuricum gefragt. Es macht die Haut gesund und schön in ihrer Struktur, besonders wenn abwechselnd Silicea dazugenommen wird.

Kalium sulfuricum wird in der Regel mit anderen Salzen eingenommen, es verstärkt die jeweilige Wirkung. Besonders gut passt es zu Magnesium phosphoricum.

Kalium-sulfuricum-Salbe

Die Salbe beschleunigt die Heilung von lang anhaltenden Hautkrankheiten, auch von Neurodermitis, Schuppenflechte, Ekzemen und chronisch entzündeten Augenlidern. Bläschenausschläge, Hautjucken, trockene und brennende Hautpartien, rheumaartige Glieder-, Nacken- und Rückenschmerzen können durch Einreibungen mit der Salbe gelindert werden. Zur verstärkten Wirkung kann man der Salbe ein paar pulverisierte Kalium-sulfuricum-Tabletten beimischen.

Antlitzdiagnose

Ein Mangel an Kalium sulfuricum zeigt sich durch braungelbe Färbungen, die fleckenartig und über das ganze Gesicht verteilt auftreten können, insbesondere an den oberen und unteren Augenlidern. Da diese Hautfärbung ockergelb aussieht,

vermutet man hier meist eine Lebererkrankung, was häufig auch zutrifft.
Diese braungelbe Färbung ist deutlich zu unterscheiden von der grüngelben Färbung bei Mangel an Natrium sulfuricum.

Vorkommen von Kalium sulfuricum in Lebensmitteln

Kartoffeln, Bananen, Zwiebeln, Trockenfrüchte, Sonnenblumenkerne, Vollkornprodukte, Gemüse, Seefisch, Geflügel, Eier, Milchprodukte.

Nr. 7 Magnesium phosphoricum

Andere Bezeichnung: phosphorsaures Magnesium
Dies ist das Mittel der Wahl bei krampfartigen Schmerzen und ein Anti-Stressmittel, denn es dämpft Erregtheit, Aggressionen und Gereiztheit. Als biochemisches Nerven- und Schmerzmittel entspannt und entkrampft es das Nerven- und Muskelsystem. Magnesium phosphoricum ist wirksam bei Thrombosen, zu hohem Cholesterinspiegel, Herzinfarktgefahr und Bluthochdruck. Das Mineral wird zu ca. 60 Prozent in den Knochen und zu ca. 40 Prozent in übrigen Geweben gespeichert. Bei einem Mangel können Erkrankungen sämtlicher Drüsen, vor allem Lymphdrüsen, Speicheldrüsen und Schilddrüsen, der Leber und der Milz auftreten. Kinder brauchen dieses Mineralsalz besonders, um Wachstumsphasen zu unterstützen und dabei auftretende Schmerzen zu vermeiden.
Magnesium phosphoricum unterstützt über das vegetative Nervensystem alle unwillkürlichen Bewegungsabläufe wie die Darmperistaltik, Muskeltätigkeit und Zelltätigkeit, enzy-

matische Prozesse und den Stoffwechsel im gesamten Organismus. Bei Mangel an diesem Mineralstoff leiden die Nervenfasern der glatten Muskulatur. Ihr Bewegungsrhythmus wird gestört, und es kommt zu heftigen krampfartigen Schmerzen und Koliken. Es verkrampfen sich auch die Blutgefäße, was eine schlechte Blutversorgung der Organe, der Gliedmaßen und der Haut zur Folge hat.
Durchblutungsstörungen im ganzen Körper, Schwindel, Engegefühl am Herzen, Herzrhythmusstörungen, Zittern, Migräne, Neuralgien und kalte Extremitäten sind weitere Folge dieses Mangelzustandes. Ein deutliches Zeichen sind Heißhunger und ein verstärktes Bedürfnis nach Genussmitteln wie Süßigkeiten, Schokolade. Außerdem extrem trockene Haut, Einschlafschwierigkeiten, Übererregbarkeit, Schulangst, Seitenstechen, Blähungen, Bauch- und andere Schmerzen.
Schmerzzustände, die Magnesium phosphoricum brauchen, treten plötzlich, fast blitzartig auf und sind stechend, schießend, reißend, bohrend, schneidend, zuckend oder krampfartig und können sich wechselnd an verschiedenen Körperteilen zeigen.

Magnesium-phosphoricum-Salbe

Mit der Salbe kann man die Tabletten-Einnahme zur Entkrampfung von Nerven und Muskeln, bei Kopf- und Bauchschmerzen, Migräne, Schuppenflechte und Hautjucken jeglicher Ursache gut äußerlich unterstützen. Eine sanfte Massage mit der Salbe bei Bauchkrämpfen und ein nachfolgender feuchter, warmer Wickel bringen sofortige Linderung.

Antlitzdiagnose

Man spricht von der typischen Magnesia-Röte. Diese zeigt sich im Gegensatz zu dem leicht bläulichen Rot bei Mangel von Ferrum phosphoricum in einem zarten Rosé-Schleier, der den Ton von Karmesinrot hat. Das Rot ist auffallend unnatürlich. Es tritt häufig kreisförmig auf den Wangen neben den Nasenflügeln auf, hingegen erscheinen andere Rötungen (z. B. bei Mangel an Ferrum phosphoricum oder Natrium sulfuricum) wie ein Band von Wange zu Wange über den Nasensattel.

Vorkommen von Magnesium phosphoricum in Lebensmitteln

Dunkelgrüne Blattgemüse und Salate, Mineral- und Heilwasser, Vollkornprodukte, Naturreis, Weizenkeime, Bohnen, Erbsen, Sojabohnen, Rote Bete, Cashewnüsse, Kakao, Eier, Fleisch, Fisch, Kartoffeln, Milchprodukte.

Die »Heiße Sieben« – schnelle Hilfe mit Magnesium phosphoricum

Die »Heiße Sieben« ist ein wahres Wundermittel für Kinder wie für Erwachsene. Hierfür wird Magnesium phosphoricum – das Mineralsalz Nr. 7 – in heißem Wasser aufgelöst genommen.

Für Kinder löst man je nach Alter drei bis zehn Tabletten (oder ½ Teelöffel Mineralsalz-Pulver) in abgekochtem, noch heißem Wasser auf. Dies wird gut warm getrunken.
Rühren Sie Mineralsalze stets mit einem Holz- oder Plastiklöffel um, da Metall eine unerwünschte chemische Reaktion aus-

löst. Diese Art der Verabreichung dient als Erste-Hilfe-Maßnahme in Stresssituationen, bei allen krampfartig auftretenden Schmerzen und allen Beschwerden, die vom Nervensystem ausgehen. So ist es z. B. ein hervorragendes Beruhigungsmittel bei Einschlafschwierigkeiten. Die genaue Wirkungsweise und bei welchen anderen Symptomen Magnesium phosphoricum eingesetzt werden kann, können Sie in der Beschreibung des Mittels nachlesen (siehe Seite 34 ff.).

Die »Heiße Sieben« kann mehrmals am Tage angewendet und gut mit anderen Mineralsalzen, die den jeweiligen Beschwerden entsprechen, gegeben werden. Die Art dieser Anwendung ist bestens für Kinder jeden Alters geeignet, und selbst Säuglinge können die »Heiße Sieben« ohne Bedenken mit dem Fläschchen bekommen.

Nr. 8 Natrium chloratum

Andere Bezeichnung: Kochsalz
Natrium chloratum ist das Mineralsalz, das den Säure-Basen-Haushalt im Körper reguliert. Seine Hauptaufgabe besteht darin, Zellen und extrazelluläre Räume, Nieren, Magen, Knochen und Knorpelgewebe mit genügend Flüssigkeit zu versorgen. Die nahrhaften Stoffe aus der Ernährung können von der Zelle nur aufgenommen werden, wenn genügend Natrium chloratum vorhanden ist. Es stimuliert die Zellneubildung, gewährleistet die Erregbarkeit der Nerven und Muskeln, regt die Bildung roter Blutkörperchen an, fördert die Giftausscheidung und Schleimlösung in den Atmungsorganen.
Kochsalz bindet das Wasser im Gewebe. Wenn mit der Nahrung zu viel Kochsalz aufgenommen wird, kommt es zu Man-

gelerscheinungen an Natrium chloratum. Dies scheint widersprüchlich, jedoch ist es so, dass ein Mangel dadurch entsteht, dass zu viel Wasser vom Zellstaat aufgenommen wird, der sich gegen diese Überflutung wehrt, indem er Zellflüssigkeit in die extrazellulären Zwischenräume abgibt. Mit dieser Flüssigkeit aus den Zellen werden nicht nur die überschüssigen ungesunden Kochsalzmengen abgegeben, sondern auch wertvolle Salze, die die Zellen zu ihrer Ernährung und Neubildung benötigen. So kommt es zu einer Verdickung des Blutes und der intrazellulären Flüssigkeit, was den normalen Wasseraustausch stark behindert und die Nieren überlastet. Schlacken und Stoffwechselprodukte können nicht mehr ausreichend ausgeschieden werden.

Als äußerlich wahrnehmbare Symptome entstehen bei einem Mangel Ödeme, Allergien, Heuschnupfen, Katarrhe mit wässrigen Absonderungen, großporige und fettige Haut, die sich trotzdem trocken anfühlen kann, Ekzeme und Hauterkrankungen, die ein Anzeichen von Entgiftungsvorgängen sind. Nach langen und schweren Mangelzuständen kommt es jedoch zu weit schwerwiegenderen Konsequenzen: Gelenk- und Muskelrheuma, Arterienverkalkung, stinkendem Urin und ätzend scharfen Absonderungen, abnormem Speichel- und Tränenfluss, wässrigen Durchfällen, Unterernährung durch Absorptionsstörungen in Magen und Darm, Appetitlosigkeit, Blutarmut, Hämorrhoiden, Abgeschlagenheit, Aufgedunsenheit vor allem an den Gelenken (Fußknöcheln) und im Gesicht, Wassersucht, Migräne sowie Kribbeln in den Extremitäten durch schlechte Durchblutung. Alle genannten Symptome verschlimmern sich bei feuchtem Wetter und feuchter Luft. Besserung in trockener, reiner Luft.

Bei Sonnenbrand ist Natrium chloratum das wichtigste Mineralsalz zur Wiederherstellung einer gesunden Haut.

Natrium-chloratum-Salbe

Die Salbe hilft bei Gürtelrose, Lippenbläschen, Akne und Mitessern, Hautpilzerkrankungen mit weißen Schuppen, Folgen von Insektenstichen, Wundsein bei Kleinkindern und bei sehr trockener Haut. Die Wirkung kann durch Beimischen einiger pulverisierter Natrium-phosphoricum-Tabletten verstärkt werden.

Antlitzdiagnose

Natrium-chloratum-Mangel kann sich in Schuppen äußern und in gedunsener Gesichtshaut mit gelatineartigem Glanz, der sich nicht abwischen lässt. Die Gesichtsfarbe ist oft bleich. Bei Wurmbefall zeigen sich so genannte Wurmfalten. Sie ziehen sich vom inneren Augenwinkel in gerader Linie über die Wangen. Dort erscheinen sie in einem feinen Strich von etwa zwei bis vier Zentimeter Länge.

Vorkommen von Natrium chloratum in Lebensmitteln

Kochsalz kommt in sehr vielen, vor allem vorgefertigten Nahrungsmitteln vor, daher entsteht selten ein Mangel. Vielmehr wird durchschnittlich zu viel Salz verzehrt, was zu einem Mangel an Natrium chloratum führt, wie oben beschrieben wurde. Für Kinder bis zwölf Jahre sind etwa drei bis fünf Gramm Kochsalz täglich gesund, das sind ca. drei Gramm Natrium.

Deshalb sollte man folgende Lebensmittel möglichst selten zu sich nehmen: Chips, Salzstangen und ähnliche salzige Knabbereien, eingelegte Oliven, Matjesheringe, geräucherte Fleischwaren, Käse, Brühwürfel.

Nr. 9 Natrium phosphoricum

Andere Bezeichnung: phosphorsaures Natron

Natrium phosphoricum ist ein Säure-Neutralisierer. Es ist das wichtigste Mineralsalz gegen alle Krankheiten, die durch Übersäuerung des Blutes verursacht werden.

Dieses Mineralsalz kommt vorwiegend in den Nerven-, Gehirn- und Muskelzellen, der Zellflüssigkeit und den Blutzellen vor.

Ein ausgewogenes Maß an Säuren im Körper ist notwendig, um Verdauungs- und Stoffwechselvorgänge zu gewährleisten. Ein länger währendes Übermaß an Säure jedoch macht den Körper krank. Zu viel Säure im Körper entsteht durch Gärung, die durch den Genuss von ungesunden und denaturierten Nahrungsmitteln wie Süßigkeiten, Kuchen, Pizza und sämtliche Weißmehlprodukte, Schweinefleisch, Limonaden und fertige Fruchtsäfte verursacht wird. Werden diese Nahrungsmittel häufig verzehrt, leidet schnell das allgemeine Wohlbefinden. Abgeschlagenheit, Übellaunigkeit und aggressive Verhaltensweisen werden zum »Normalzustand«.

Ein anhaltender Mangel an Natrium phosphoricum verursacht Harnsäure-Ablagerungen und führt zu Schmerzen in Gelenken und Gliedern, zu Versteifungen und rheumatischen Erkrankungen, zu Schwellungen der Drüsen und Gicht.

Ein deutliches Zeichen für eine Übersäuerung ist saures Aufstoßen oder Erbrechen, Sodbrennen, säuerlich riechende Absonderungen in Stuhl und Schweiß, Augenentzündungen, Mandel-, Rachen- und Blasenkatarrhe, Fettleibigkeit, Allergien, Verschleimung der Nebenhöhlen, im Hals und in den Bronchien.

Bei lang andauernder Übersäuerung, etwa über Jahre, entsteht in Blut und Darm ein Milieu, das den Nährboden bietet für Krankheiten wie Darmparasiten und Darmpilz (Candida albicans), der speziell dann auftritt, wenn Antibiotika genommen werden mussten, die die Darmflora empfindlich stören. In der heutigen Zeit leiden sehr viele Kinder an Darmpilz. Er macht sich in erster Linie bemerkbar durch Unlust, ständiges Erkältetsein, häufigen Schnupfen, Juckreiz und Schleim in den Augen, Herpes simplex, Gewichtszunahme, Allergien mit Hautausschlägen, Neurodermitis und Heuschnupfen.

Vor Jahren schon wurde wissenschaftlich nachgewiesen, dass lang anhaltende Übersäuerung den geeigneten Nährboden für die Entstehung von Krebs schafft.

Natrium-phosphoricum-Salbe

Die Salbe wird angewendet bei Furunkeln im Stadium der Eiterbildung, bei Milchschorf, Wundrose, bläschen- und pustelförmigen Hautausschlägen mit gelbem Inhalt sowie beginnender Brustdrüsenentzündung.

Natrium-phosphoricum-Salbe gleicht den Säure-Basen-Haushalt der Haut aus und entschlackt. Bei Neurodermitis und Akne, fettiger Haut mit großen Poren und Mitessern in der Pubertät kann diese Salbe, vermischt mit einigen pulverisierten Tabletten, am Abend einmassiert werden. Sie hilft bei der Abheilung und sorgt für ein besseres Hautbild, außerdem wirkt sie Juckreiz entgegen.

Antlitzdiagnose

Unreine Haut, Mitesser und Fettglanz, der sich abwischen lässt, sind Zeichen für einen Mangel an Natrium phosphoricum. Bei Darmparasiten zeigen sich bei Kindern jeden Alters so genannte Wurmfalten, die vom inneren Augenwinkel gerade über die Wangen verlaufen. Auch Bandwurm zeigt sich meistens mit »Lachfalten« links und rechts der Mundwinkel.

Vorkommen von Natrium phosphoricum in Lebensmitteln

Möhren, Erbsen, Linsen, Roggen, Sellerie, Vollkornweizen, Nüsse, Erdbeeren.

Unbedingt vermieden werden sollten die in der Beschreibung angegebenen Nahrungsmittel wie Süßigkeiten, Pizza usw. (siehe Seite 40).

Nr. 10 Natrium sulfuricum

Andere Bezeichnungen: schwefelsaures Natrium, Glaubersalz

Natrium sulfuricum ist in erster Linie ein Entgiftungsmittel. Es reguliert die intrazelluläre Flüssigkeit, in dem es überschüssiges Wasser im Gewebe ausscheidet. Kinder, die leicht frieren, oft verstimmt oder niedergeschlagen sind oder Übergewicht haben, brauchen Natrium sulfuricum. Ihr Zustand verbessert sich in trockener, warmer Umgebung.

Während Natrium chloratum Nährflüssigkeit in die Zellen hineinzieht, zieht Natrium sulfuricum die verbrauchte Flüssigkeit aus den Zellen heraus. Es baut verbrauchte Zellen ab und regelt den Wassergehalt des Blutes und die Absonderungen der Drüsen, vor allem der Hauptentgiftungsorgane

Leber, Nieren und Bauchspeicheldrüse. Es kontrolliert die gesunden Leberfunktionen und gewährleistet die Produktion von ausreichender Gallenflüssigkeit, die zur Verdauung unerlässlich ist.
Auch die Ausscheidung von Stoffwechselschlacken wird von Natrium sulfuricum unterstützt.
Bei längerem Mangel können durch angesammelte Toxine krankhafte Zustände entstehen wie Hautausschläge, Blähungen, Schlafstörungen, häufige grippale Infekte, Lymphdrüsenschwellungen und rheumatische Erkrankungen.
Natrium sulfuricum sollte ebenso wie Kalium chloratum zum Ausleiten von Giften, wie z. B. nach dem Entfernen von Amalgamfüllungen aus Zähnen und Anästhesiegiften nach Operationen, gegeben werden. Wenn chemische Arzneien wie z. B. Antibiotika eingenommen werden müssen, ist dieses Mineralsalz, eventuell zusammen mit anderen, als unterstützende Behandlung der Heilung sehr dienlich. Es hilft auch bei Juckreiz.

Natrium-sulfuricum-Salbe

Bei Hautpilzen, eitrigen Hautausschlägen mit Bläschen, periodisch auftretenden Hautleiden, Schwellungen, Frostbeulen, Nervenschmerzen sowie Schmerzen im Leber-Galle-Bereich hilft die Salbe.
Eine bessere Wirkung wird erreicht, wenn man ihr einige pulverisierte Tabletten beimischt.

Antlitzdiagnose

Hält der Mangel an Natrium sulfuricum länger an, kann sich eine so genannte entzündliche Röte über Nasensattel und Wangen bis zu den Ohren hinziehen. Die übrige Gesichtshaut ist von grünlich gelblicher Farbe, die manchmal auch als Flecken

am deutlichsten um die Nasenwurzel, an den äußeren Augenwinkeln und vor den Ohren auftritt. Dies ist besonders häufig bei Kleinkindern zu beobachten, ebenso wie eine gelbliche Färbung der Skleren (Augenweiß).
Ein ähnlicher Farbton kann bei Seekrankheit beobachtet werden.
Haben Erwachsene eine stark gerötete Nase, spricht man im Volksmund von der Säufernase, was die Ursache der Färbung nicht immer trifft. Diese kann ebenso auf schlechte Durchblutung und einen akuten Mangel an Natrium sulfuricum hinweisen.

Vorkommen von Natrium sulfuricum in Lebensmitteln

Alle stark salzhaltigen Nahrungsmittel wie geräucherte Fisch- und Fleischprodukte, Knabbergebäck, eingelegte Oliven, Käse, Brühwürfel und stark natriumhaltige Mineralwässer (auf den Etiketten angegeben) sollten selten verzehrt werden. Sie enthalten zum einen zu viel Salz, zum anderen sind geräucherte Speisen für Kinder nicht gesund.
Gesunde Quellen sind dagegen Äpfel, Blumenkohl, Erdbeeren, Hafer, Möhren, Kartoffeln, Kohl, Blattsalate (z.B. Kopfsalat, Eichblattsalat, Eisbergsalat etc.), Linsen, Rettich, Orangen, Sellerie, Bananen, Eier, Zwiebeln und Knoblauch.

Nr. 11 Silicea

Andere Bezeichnung: Kieselsäure
Silicea ist in allen Zellen, Geweben und Organen, besonders aber in Lunge, Herz und Lymphdrüsen zu finden. Eine besondere Wechselwirkung besteht zwischen Silicea und dem Kalkstoffwechsel, weil Kieselsäure die Kalziumaufnahme aus der Nahrung sicherstellt.
Sie regt die Bildung von neuen Kollagenfasern an, die zum Aufbau von Bindegewebe, für die Elastizität in den tieferen Hautschichten und von Knorpelmasse, Sehnen und Bändern notwendig sind. Silicea spielt eine entscheidende Rolle für die Gesundheit von Haut, Haaren, Nägeln und Knochen und gilt deshalb auch als Schönheitsmittel unter den Mineralsalzen (Kosmetikum der Biochemie). Es wirkt, regelmäßig genommen, positiv auf die Festigkeit und Spannkraft der Haut und aller Gewebeformen. Das Oberflächenbild der Haut wird klar und frei von Unreinheiten.
Silicea wird bei brandigen und fortschreitenden Geschwüren eingesetzt, bei nässenden schuppigen Ekzemen auf der Kopfhaut und bei chronischen Ohrenkrankheiten wie Katarrhen der eustachischen Röhre und des Innenohres, bei Mittelohrentzündung, bei allen Arten von Gehörstörungen wie Ohrensausen (Tinnitus) und Gehörsturz. Oft ist eine vorübergehende Taubheit durch angesammelte Flüssigkeit zu erklären. Wenn diese dann entweicht, kommt meist ziemlich plötzlich das Gehör wieder zurück.
Bei Geschmacks- und Geruchsbeeinträchtigungen, Nasenbluten, Magenbeschwerden, Schluckauf, Übelkeit und Erbrechen und um Narbenverhärtung bei der Wundheilung zu vermeiden, ist ebenfalls Silicea gefragt. Alle Vorgänge, die nach ableitender Wirkung verlangen, wie Abszesse, Fis-

teln, Rheuma, schmerzhafte Gelenkkrankheiten, Nieren- und Blasensteine, Blutergüsse, Knochenbrüche und Knochenkrankheiten, Zahneiterungen und eiternde Mandelentzündung, brauchen in erster Linie Silicea neben Ferrum phosphoricum.

Wenn diese Krankheiten nur schleppend abheilen, liegt dies vor allem bei Kindern häufig an einer Übersäuerung des gesamten Organismus (Acidose). Diese wird durch schlechte oder einseitige Ernährung verursacht. Deutliche Symptome für eine Übersäuerung sind ständige Müdigkeit, geringe Belastbarkeit, Konzentrationsschwäche, Schreckhaftigkeit, Einschlafschwierigkeiten, Nervosität, Über- oder Untergewicht, Hautjucken, übler Mundgeruch, brüchige Haare und Nägel. Es müssen nicht alle Symptome gleichzeitig auftreten, aber bereits ein bis zwei davon geben klare Hinweise auf eventuelle Mangelerscheinungen. Grundsätzlich muss in dieser Situation die Ernährung umgestellt werden, dann können die Mineralsalze richtig gut wirken.

Wenn Silicea fehlt, fühlt man sich frostig und bekommt bereits bei niedrigen Temperaturen blau angelaufene Hände und Füße. Kalte Nässe verschlechtert, Wärme verbessert das Befinden.

Silicea-Salbe

Die Salbe wird eingesetzt bei nässenden Ekzemen, starkem Fußschweiß, Fußpilz, Schwielen, Hühneraugen, bei schlecht heilenden Wunden, Akne, Furunkeln und Geschwüren und bei allen eiternden Vorgängen im Abheilungsprozess. Zur verstärkenden Wirkung können der Salbe ein paar pulverisierte Silicea-Tabletten beigemischt werden.

Antlitzdiagnose

Ein glasklarer, firnisartiger Film, der sich nicht abwischen lässt, führt zu einem glänzenden Gesicht (Glasurglanz). Außerdem frühe Faltenbildung und Krähenfüße.

Vorkommen von Silicea in Lebensmitteln

Kieselsäure kommt in den meisten Getreidesorten vor, am meisten jedoch in Hirse, Hafer und Kohl, außerdem in Erdbeeren, Feigen, Gurken, Kopfsalat, Spargel und Spinat.

Nr. 12 Calcium sulfuricum

Andere Bezeichnungen: schwefelsaures Kalzium, Gips
Calcium sulfuricum ist ein sehr gutes Blutreinigungsmineral. Man findet es in der Leber, wo es dabei hilft, Ausscheidungsprodukte aus dem Blutstrom zu entfernen. Es befindet sich außerdem im Herzen, in der Milz, im Gehirn, in den Eierstöcken und Hoden und in der gesamten Muskulatur.

Calcium sulfuricum ist immer dann gefragt, wenn Verunreinigungen im Blut sich in Form von Abszessen, Furunkeln, Akne, Pickeln und verschiedenartigen Katarrhen zeigen. Aber auch bei Wunden und Entzündungen aller Art, bei Husten mit gelblich-eitrigem Auswurf, Stirnhöhlenkatarrh, Mandel- und Mittelohrentzündung, Bronchitis, chronischem Schnupfen, Magengeschwüren, Gicht, Rheuma, Schwindel, Schlaf- und Konzentrationsstörungen und Unfruchtbarkeit bei Frauen kann die Einnahme dieses Mineralsalzes zu gutem Erfolg führen.

Calcium sulfuricum unterstützt die Blutgerinnung und ergänzt sich bestens mit Kalium chloratum in der zweiten Entzündungsphase und zur Ausleitung von Giften, die von che-

mischen Medikamenten oder nach Operationen von der Anästhesie herrühren. Die Kombination dieser beiden Mineralsalze regt den Stoffwechsel und die Ausscheidung der Abfallprodukte an, die durch den Stoffwechsel entstehen. Bei dieser Behandlung ist es von Vorteil, besonders viel zu trinken, um die Ausleitung voranzutreiben.
Es wurde beobachtet, dass Geschwüre unter Calcium sulfuricum ihr Wachstum verlangsamt oder eingestellt haben. Die sofortige Abklärung beim Arzt ist in solchen Fällen jedoch unerlässlich.
Calcium sulfuricum ist sehr nützlich bei Knochenkrankheiten und schlaffer Muskulatur. Bei Mangel dieses Mittels treten häufig heftige Blut- und Hitzewallungen auf, die mit starkem Erröten einhergehen, sowie Muskelzuckungen, Pulsieren durch die Brust, den Kopf und manchmal durch sämtliche Glieder, Schmerzen in Knochen und Gelenken bei Tag und Nacht.
Die Symptome verschlechtern sich bei extremen Temperaturen, das heißt bei zu großer Wärme und zu großer Kälte.

Calcium-sulfuricum-Salbe

Bei brennenden Beinen und Füßen, Stirn- und Nebenhöhlenbeschwerden (Stirn und Nasenumgebung einreiben), brennenden und juckenden Hauterkrankungen wie Fisteln, Abszessen, Furunkeln im Abheilstadium sowie Ausschlägen, die nicht mehr nässen, regt diese Salbe den Hautstoffwechsel an, reinigt das Bindegewebe und bringt rasche Heilung. Zur Verstärkung der Wirkung können der Salbe einige pulverisierte Tabletten beigemischt werden.

Antlitzdiagnose

Die Hautfarbe ist meist gelblichgrau. Die Haut sieht wächsern, aus und kann Pigmentflecken und Sommersprossen aufweisen.

Vorkommen von Calcium sulfuricum in Lebensmitteln

Erbsen, Linsen, Zwiebeln, Knoblauch, Roggen, Gerste, Weizen, alle Kohlsorten, Spinat, Kopfsalat, Zitrusfrüchte, Rhabarber.

Die zwölf Ergänzungsmittel

Neuere Forschungen in der Biochemie haben neben den von Prof. Schüßler entdeckten zwölf klassischen Mineralsalzen zwölf weitere Mineralstoffe hervorgebracht: die so genannten Ergänzungsmittel Nummer 13 bis 24. Sie bieten durch ihre Wirkungsweise weitere Möglichkeiten der Behandlung mit Mineralsalzen, jedoch wird ihre Wichtigkeit in Fachkreisen bei weitem nicht so hoch eingeschätzt wie die der Mineralsalze Nummer 1 bis 12. Als Ergänzung zu den zwölf klassischen Salzen zeigen sie allerdings meist eine sehr gute Wirkung.

Bis heute bestehen zu den Ergänzungsmitteln keine Forschungsergebnisse und auch keine Antlitzdiagnostik wie für die zwölf klassischen Mineralsalze. Daher ist es ratsam, die Dosierung zunächst niedrig zu halten. Bei der Kombination eines klassischen Mineralsalzes mit einem Ergänzungsmittel führt meist die Einnahme von je einer Tablette zweimal täglich bald zur Linderung der Beschwerden. Die beste Potenz der Ergänzungsmittel ist die D6 in akuten und die D12 in chronischen oder langwierigen Fällen.

Nr. 13 Kalium arsenicosum

Dieser Stoff kommt hauptsächlich in keratinhaltigem Gewebe vor, also in der äußeren Hautschicht, in Haaren und Nägeln, aber auch im Gehirn, in der Leber, den Nerven, den Zeugungsorganen und der Muskulatur. Er hat Einfluss auf die biochemischen Vorgänge beim Austausch von Sauerstoff.

Kalium arsenicosum wird angewendet bei schwer zu heilenden Hautkrankheiten, die mit heftigem Juckreiz verbunden sind und seit langem bestehen. Es kann eingesetzt werden bei Schwächezuständen, die aus nervlicher und körperlicher Ursache resultieren, bei Lähmungen und Krämpfen, bei wässrigen Durchfällen, Bleichsucht und Abmagerung.

Nr. 14 Kalium bromatum

Dieses Mineralsalz wirkt in erster Linie auf Nervensystem, Genitalorgane, Haut und Schleimhäute und kann eingesetzt werden bei Schleimhautentzündungen, Schilddrüsenüberfunktion, nervösen Sehstörungen und Schielen, Zuckungen, depressiven Zuständen, Krupphusten, Asthma bronchiale, Gehirnreizung, als Beruhigungsmittel bei Erregungs-, Angst- und Verwirrungszuständen, bei Schlafstörungen, Akne, Ekzemen, Seborrhö und Schuppenflechte.

Nr. 15 Kalium jodatum

Das Mittel wirkt auf das Nervensystem, die Schleimhäute der oberen Luftwege, Gefäße, Bindegewebe, Knochen und Muskulatur. Man findet es vor allem in Leber, Milz, Nieren, Lymphdrüsen, Schilddrüse, Haaren und Nägeln. Mit einer Kombination von Kalium bromatum D6 und Kalium jodatum D6 können Störungen der Schilddrüse sanft und erfolgreich behandelt werden.

Vorherige Besprechung mit dem Kinderarzt ist hier allerdings ratsam.

Kalium jodatum hat eine heilende Wirkung auf die Blutbe-

schaffenheit und somit auf entzündliche Vorgänge mit dicken, grünen, katarralischen Absonderungen aus den Bronchien, der Nase, den Augen und Ohren. Bei chronischem Schnupfen mit Stirnhöhlenbeteiligung, chronischer Bronchitis und Asthma bronchiale kann eine höhere Potenz (D12 oder D30) gegeben werden.
Patienten, die dieses Mittel brauchen, sind meist mürrisch, reizbar und weinerlich. Ihr Zustand ist schlechter im geschlossenen Raum und verbessert sich bei Bewegung an der frischen Luft und durch warme Getränke bei gleichzeitiger Lust auf kalte Speisen und Getränke.

Nr. 16 Lithium chloratum

Dieses Mittel wird eingesetzt bei Abmagerung, allgemeiner Erschöpfung und Depressionen, bei Entzündungen der ableitenden Harnwege sowie bei schmerzhafter Schwellung und Versteifung der Gelenke aufgrund von Rheuma und Gicht.

Nr. 17 Manganum sulfuricum

Das Mineralsalz wird mit gutem Erfolg abwechselnd mit Ferrum phosphoricum eingesetzt: bei Blutarmut und Blutungen, Bleichsucht, Kreislaufstörungen, Ermüdungszuständen, wandernden rheumatischen Schmerzen, chronischen Katarrhen der oberen Luftwege, bei ständigem Hustenreiz und Räusperzwang.

Nr. 18 Calcium sulfuratum

Dieses Mittel ist nicht zu verwechseln mit Calcium sulfuricum (Nr. 12)! Calcium sulfuratum ist noch wenig erforscht. Als mögliche Anwendung werden Erschöpfungszustände und Gewichtsverlust trotz Heißhunger genannt.

Nr. 19 Cuprum arsenicosum

Dieses Mineralsalz hat sich bewährt bei Epilepsie, Neuralgien, Atemnot, Zyanose, Magen-Darm-Erkrankungen, krampfartigen Hustenanfällen mit Erbrechen, Bewusstlosigkeit und Muskelkrämpfen.

Nr. 20 Kalium aluminium sulfuricum

Das Mittel wird verabreicht bei Irritationen des Nervensystems, Schwindelgefühl und Koliken im Darmbereich, trockenem Mund sowie Kopfschmerzen und Hustenanfällen am Morgen.

Nr. 21 Zincum chloratum

Das Mineralsalz ist ein wichtiger Bestandteil der Zellen und vieler Körperflüssigkeiten und hat großen Anteil am Wachstum und an Stoffwechselvorgängen. Es wirkt vor allem auf Gehirn und Rückenmark und wird eingesetzt bei nervösen Magen- und Schlafstörungen, Nervenkrankheiten und Diabetes. Häufiges Anzeichen für den Bedarf an Zincum chloratum sind die Verdickung und Entzündung der Augenlider.

Nr. 22 Calcium carbonicum

Dies ist ein wichtiges Mittel für Kinder. Es wirkt beruhigend auf das vegetative Nervensystem und bei körperlicher Erschöpfung. Kinder, die diesen Mangel haben, vertragen keine Milch, sind schlaff, kränklich und bleich, haben magere Glieder und einen dünnen Hals, aber meistens einen dicken Bauch und häufig geschwollene Drüsen. Sie leiden unter Wachstumsstörungen.
Calcium carbonicum wirkt heilend auf Milchschorf, nässende Ekzeme, Augen- und Ohrenentzündungen, Drüsenkrankheiten, Darmstörungen und Wurmbefall, Atemnot nach Anstrengung oder Stress, chronische Katarrhe der Luftwege, nervöse Kopfschmerzen und Erbrechen.

Nr. 23 Natrium bicarbonicum

Natrium bicarbonicum aktiviert den Stoffwechsel und die Entschlackung und die Tätigkeit der Bauchspeicheldrüse. Natrium fördert u.a. die Ausscheidung von Harnsäure. Wenn davon zu viel im Blut und in den Körpergeweben ist, begünstigt es rheumatische Gelenkerkrankungen und Gicht. Bei diesen Erkrankungen ist Natrium bicarbonicum eine wirksame Ergänzung der anderen drei Natrium-Mineralsalze Nr. 8, 9 und 10.

Nr. 24 Arsenum jodatum

Dieses Mittel wirkt auf die serösen Häute der Lunge und der Lymphdrüsen. Es kann bei Lungentuberkulose und Darmerkrankungen, die mit großer Ermattung und Auszehrung einhergehen, gegeben werden, aber auch bei Asthma bronchiale, Hautkrankheiten, Ekzemen, Neurodermitis, Allergien, geschwächter Sehkraft, Schwellungen, Sodbrennen, Schluckauf, kalten, schweißigen Händen, häufigem Urindrang und Nachtschweiß.

Diagnose und praktische Anwendung der Mineralsalze

Einnahme- und Dosierungsempfehlungen

Wie auf Seite 17 schon kurz beschrieben wurde, gibt es die Mineralsalze in Form von Tabletten, Pulver, Globuli, Tropfen und Salben. Bei der Einnahme sind einige Punkte zu beachten, diese sind im Folgenden aufgeführt.

Hinweise für die Einnahme der Schüßler-Salze

- Wenn Sie Tabletten in Flüssigkeit auflösen oder zu Pulver zerstoßen wollen, so sollten Sie dazu einen Plastik- oder Holzlöffel benutzen, da Metall eine unerwünschte chemische Reaktion auslöst. Sie können auch Mineralsalz-Pulver kaufen, dies ist vor allem bei sehr kleinen Kindern praktischer als Tabletten. Wenn Sie aber Tabletten des gewünschten Salzes zur Hand haben, können Sie diese ebenso gut zerstoßen und wie Pulver verwenden.
- Die kleinen Tablettchen oder Globuli sollen langsam im Mund zergehen, denn so ist die schnellste und beste Aufnahme über Schleimhäute und Speicheldrüsen möglich. Kinder nehmen diese kleinen »Bonbons« sehr gerne, sie sind nur süß und schmecken sonst nach fast nichts.
- Für Säuglinge können die Tabletten in etwas abgekochtem Wasser oder Tee aufgelöst und mit einem Plastiklöffelchen oder im Fläschchen gegeben werden.
- Am günstigsten für die Wirkung ist es, die Mittel auf nüchternen Magen und mindestens 20 bis 30 Minuten vor einer Mahlzeit zu geben.

- Meist ist eine gezielte Behandlung der Symptome mit einem bis drei Mitteln am erfolgreichsten. In sehr vielen Fällen ist der Erfolg am schnellsten und deutlichsten sichtbar mit nur einem einzigen Mineralsalz, das die Symptomatik genau trifft. Scheuen Sie sich nicht, zu einem anderen Mittel zu wechseln oder es zusätzlich zu verabreichen, wenn Sie den Eindruck haben, dass Sie mit dem ersten nicht ganz richtig lagen. Wie eingangs schon gesagt, sind keine unliebsamen Nebenwirkungen zu befürchten. Bedenken Sie jedoch, dass eine Erstverschlimmerung möglich ist.
- Die Mittel sollten nach den Symptomen ausgewählt werden, die dominant auftreten. Lesen Sie dafür auch bei den Ergänzungsmitteln nach. Eine Kombination von Ergänzungsmitteln mit einem oder mehreren Mitteln der zwölf klassischen Mineralsalze ist oft sehr wirksam.
- Während der Stillzeit werden die Mineralsalze von der Mutter eingenommen, und zwar in der Dosis für Kinder ab sechs Jahren (siehe Kasten). Sie gibt die Salze über die Muttermilch weiter. Säuglingen, die nicht voll gestillt werden, kann alle vier Stunden eine Gabe im Fläschchen verabreicht werden.

Dosierungsempfehlungen

Es macht keinen großen Unterschied, ob Sie eine halbe oder eine ganze Tablette verabreichen. Was zählt, ist der Anstoß, ähnlich dem homöopathischen Prinzip. Die Salze sollten immer über den Tag verteilt gegeben werden, also morgens und abends je eine Dosis und weitere dazwischen.

Dosierungsvorschläge für langfristige Einnahme – Tagesdosis	
Säuglinge bis zu 1 Jahr	2-mal 1 Tablette
Kleinkinder 1–2 Jahre	3-mal 1 Tablette
Kinder 3–5 Jahre	4-mal 1 Tablette
Kinder 6 Jahre und älter	5-mal 1 Tablette

- Die Angaben im Kasten sind pro Mineralsalz-Typ gedacht, das heißt, wenn mehrere Mineralsalze zugleich empfohlen sind, können diese, vor allem kleinen Kindern bis zu zwei Jahren, abwechselnd verabreicht werden. Wenn Sie beispielsweise dreierlei Mineralsalze geben wollen, können Sie dies folgendermaßen über den Tag verteilen: Um 9 Uhr geben Sie Mittel A, um 13 Uhr Mittel B, um 17 Uhr Mittel C. Bei mehr als drei Gaben am Tag verkürzen Sie die Abstände und fangen nach C wieder bei Mittel A an.
- Wenn mehr als drei Mittel angegeben sind, können Sie das beziehungsweise die den dominantesten Symptomen am meisten entsprechenden Mittel auswählen. Es können ein Salz, zwei oder drei Salze gewählt werden; verlassen Sie sich dabei auf Ihre Beobachtungen und die Aussagen in den verschiedenen Kapiteln dieses Buches.
- Anstelle von einzelnen Tablettengaben können Sie auch morgens die ganze Tagesration der ausgewählten Mittel mit einem Glas stillem Wasser zu einem »Cocktail« mischen und tagsüber schluckweise verabreichen oder in Speisen und Getränke mischen.
- Im akuten Krankheitsfall mit bedrohlichem Ablauf soll die Gabe bis zur sichtlichen Besserung möglichst häufig sein, das heißt, mindestens viermal am Tag bei Säuglingen und bis zu

stündlich bei Kindern ab etwa drei Jahren. Danach – meistens schon am zweiten Tag – kann die Dosis halbiert werden. Ab dem dritten Tag bis zur völligen Gesundung reichen je nach Alter zwei bis vier Gaben täglich.

- Bei chronischen Erscheinungen, wie z. B. Dauerschnupfen, können Sie sich an der obigen Tabelle orientieren und die Mittel täglich über längere Zeit geben. Wenn Heilung in Sicht ist, lässt man die Dosierung immer kleiner werden, bis die Symptome restlos verschwunden sind. Das gilt für Kinder jeder Altersgruppe.
- In seltenen Fällen kann es – wie bei der homöopathischen Behandlung – zu einer Erstverschlechterung kommen. Dies ist häufig ein deutliches Zeichen, dass man das passende Mittel gewählt hat. Meistens tritt jedoch schon nach ein bis drei Tagen eine sichtbare Verbesserung ein.
- Wenn sich das Krankheitsbild nach ein bis zwei Wochen trotz Einnahme von Mineralsalzen nicht positiv oder gar nicht verändern sollte, ist ein Besuch beim Arzt anzuraten. Es können dann andere Gründe für die Beschwerden vorliegen.

Welche Potenz ist am wirksamsten?

Im akuten Krankheitszustand ist die niedrigere Potenz D6, bei chronischen Erkrankungen die D12 am wirksamsten. Es gibt jedoch drei Ausnahmen. Folgende drei Salze werden vom Körper in einer D12-Potenz besser angenommen:
Nr. 1 Calcium fluoratum
Nr. 3 Ferrum phosphoricum
Nr. 11 Silicea

Die richtige Diagnose

Um die richtige Diagnose zu finden und das passende Mittel zu bestimmen, ist die genaue und längere Beobachtung von Symptomen nötig. Es gibt die unterschiedlichsten Beschwerden und Symptome: Schmerzen, Rötungen, Schwellungen, Entzündungen, Nervosität, Nachtschweiß, Allergien und Hautprobleme, Lustlosigkeit und ständige Müdigkeit, Hyperaktivität, Übellaunigkeit, Appetitlosigkeit, Zornausbrüche – all dies und noch mehr können Zeichen von Mineralstoffmangel sein.
Ab Seite 79 sind alle möglichen Symptome und Beschwerden aufgeführt. Dabei steht jeweils eine Auswahl der wichtigsten Mineralsalze, die zur Behandlung empfohlen werden, je nach individueller Darstellung der Krankheitszustände können mehrere Mittel zutreffen. Wenn mehr als drei Mittel vorgeschlagen sind, sollte die Wahl nach der am heftigsten und klarsten auftretenden Symptomatik getroffen werden. Nehmen Sie hier die ausführliche Beschreibung der zwölf Mineralsalze (siehe Seite 20–49) und die Antlitzdiagnose zu Hilfe.

Die Antlitzdiagnose

Die folgende kleine Tabelle gibt Ihnen einen Überblick darüber, wie Sie im Gesicht Ihres Kindes Hinweise auf einen Mineralsalzmangel finden können. Die Begriffe zur Darstellung der Hautbeschaffenheit wurden von Dr. Hickethier erstellt und von mir übernommen. Meine Beobachtungen und die zahlreicher Therapeuten, die mit Dr. Hickethiers Diagnosemethode arbeiteten, haben diese Beschreibungen vielfach bestätigt.

Das ist eine allgemein gültige Kurzbeschreibung des möglichen Aussehens des Gesichtes bei den genannten Mineralstoffmängeln. Betrachten Sie also das Gesicht Ihres Kindes sehr genau, möglichst bei Tageslicht. Beziehen Sie auch die sonstigen Symptome mit ein, um zu einer richtigen Diagnose zu kommen. Für die Antlitzdiagnose ist ein wenig Übung erforderlich. Wenn der Mangel des jeweiligen Mineralsalzes noch nicht sehr ausgeprägt ist, zeigen sich die entsprechenden Merkmale im Gesicht oft nur sehr schwach.

Hautbeschaffenheit und Farbe im Gesicht bei Mangel	
Nr. 1 Calcium fluoratum	Rötlichschwarz, winzige Würfelfalten
Nr. 2 Calcium phosphoricum	Wächserne Blässe
Nr. 3 Ferrum phosphoricum	Bläuliche Röte auf Stirn, Wangen und Ohren, hitzig, dunkle Augenschatten
Nr. 4 Kalium chloratum	Bläulichweiß, milchig, rötlich
Nr. 5 Kalium phosphoricum	Aschgrau, wie ungewaschen, müde
Nr. 6 Kalium sulfuricum	Braungelb
Nr. 7 Magnesium phosphoricum	Zarter rosiger Schleier, karmesinrot
Nr. 8 Natrium chloratum	Gedunsen, gelatineartiger Glanz, Schuppen
Nr. 9 Natrium phosphoricum	Fettglanz (abwischbar), Mitesser
Nr. 10 Natrium sulfuricum	Grünlichgelb, entzündliche Röte über Nasensattel und obere Wangenpartie
Nr. 11 Silicea	Krähenfüße, frühe Faltenbildung, Glanz
Nr. 12 Calcium sulfuricum	Gelblichgrau, wächsern, Pigmentflecken

Äußere Anwendungen

Die Fürsorge für ein krankes, leidendes Kind und die liebevolle körperliche Berührung tragen sehr zu Wohlbefinden und baldiger Genesung bei. Deshalb sind äußere Anwendungen in der Kinderheilkunde von großer Bedeutung.
Die meisten der im Folgenden beschriebenen Anwendungen können auch als Erste-Hilfe-Maßnahmen eingesetzt werden.

Wickel, Kompressen, Bäder, Waschungen

Wickel und Kompressen sind einfach in der Anwendung und können auf fast jedem Körperbereich angelegt werden. Auch Bäder und Waschungen sind leicht umzusetzen und sehr wohltuend bei vielen Beschwerden. Die Schüßler-Salze werden hierbei in flüssiger oder in Salbenform eingesetzt.

Wadenwickel

Kühle Wadenwickel sind ein bewährtes Hausmittel bei hohem Fieber und sind noch effektiver, wenn in dem etwa 15 °C kalten Wasser 20 Kalium-phosphoricum-Tabletten aufgelöst werden. Befeuchten Sie zwei kleine Tücher oder Stoffwindeln mit dem Wasser und umwickeln Sie damit die Beine vom Fußgelenk bis in die Kniekehle. Dann werden beide Beine und Füße in ein großes Handtuch eingepackt, und nach etwa einer Stunde, wenn die Tücher warm geworden sind, wird der Wickel erneuert. Das kann einige Male wiederholt werden. Körper und Füße müssen bei dem Wadenwickel unbedingt warm gehalten werden.

Kalium phosphoricum unterstützt sanft den Kreislauf und beruhigt Ihr Kind.

Brustwickel

Warme Wickel bringen bei Husten meist sofortige Linderung. Allerdings muss der Patient hierzu fieberfrei sein. Wenn der Husten neu, also gerade erst aus einer Erkältung entstanden ist, sollte zusätzlich zur äußeren Behandlung Ferrum phosphoricum D12 eingenommen werden.
Für einen Brustwickel werden je nach Alter des Kindes etwa fünf bis zehn pulverisierte Ferrum-phosphoricum-Tabletten mit einem halben bis ganzen Teelöffel Ferrum-phosphoricum-Salbe vermischt und in einer dicken Schicht auf Brust und Rücken aufgetragen. Ein großes Tuch wird in ca. 40 bis 45 °C warmes Wasser getaucht und gut ausgewrungen, dann umwickelt man damit nicht zu straff den Brustkorb von der Achselhöhle bis zum unteren Rippenbogen. Praktisch ist es, ein Hemdchen oder T-Shirt über den Wickel zu ziehen, damit dieser besser am Platz bleibt. Legen Sie Ihr Kind nun auf ein angewärmtes Handtuch, das Sie auf der Brust übereinanderfalten. So bleibt der Wickel länger warm. Meist schlafen die Kleinen ruhig und ohne Hustenzwang ein.
Ein Brustwickel kann auch über Nacht angelegt werden. Dazu nimmt man kein feuchtes, sondern ein gut angewärmtes, trockenes Baumwolltuch, legt dieses über die wie beschrieben aufgetragene Salbenmischung und zieht ein T-Shirt darüber.
Bei chronischem, hartem Husten können diese beiden Methoden mit dem Mineralsalz und der Salbe Kalium sulfuricum angewendet werden. Je nach Art des Hustens sind aber auch andere Mineralsalze angebracht. Genaueres können Sie unter dem Stichwort »Husten« nachlesen.

Kompressen und Bauchwickel

Kompressen sind eine wohltuende Hilfe, die schnell und häufig angewendet werden kann. Entsprechend den Symptomen werden die Mineralsalze gewählt und 20 Tabletten davon in einem halben bis einem ganzen Liter Wasser aufgelöst. Tauchen Sie ein Tuch in das Wasser und legen Sie es auf die schmerzende oder verletzte Körperstelle.

Auf frische Schürf-, Kratz- oder Schnittwunden kann eine Paste aus Ferrum-phosphoricum-Pulver und etwas abgekochtem Wasser direkt aufgetragen werden. Darüber legt man je nach Größe der Verletzung einen feuchten Mulltupfer oder eine Kompresse aus einem kleinen feuchten Tuch. Eine Plastikfolie über der feuchten Kompresse verhindert das zu rasche Austrocknen der Wunde.

Auf Kopfverletzungen streut man nach Reinigung der Wunde Ferrum-phosphoricum-Pulver, dies trägt wesentlich zur raschen Heilung bei. Bei Eiterung sollten Silicea-Tabletten eingenommen und Silicea-Pulver auf die Wunde gestreut werden.

Kühle Kompressen mit Mineralsalz-Wasser bringen schnelle Hilfe bei Kopfschmerzen und hohem Fieber (siehe auch Wadenwickel), warme Wickel (40–45 °C) bei Bauchschmerzen, Schmerzen im Brust- und Lungenbereich. Bei starken Bauchschmerzen, z. B. von Blähungen bei Säuglingen, beruhigen Wickel mit handwarmem Wasser, in dem etwa zehn Tabletten Magnesium phosphoricum aufgelöst wurden. Gleichzeitig sollten Sie dem Kind die »Heiße Sieben« (siehe Seite 37) zum Trinken geben.

Für den Bauchbereich wird das gut ausgewrungene Tuch (so warm wie verträglich) auf die schmerzende Stelle aufgelegt und sofort mit einem Handtuch abgedeckt. Wenn der Umschlag abgekühlt ist, sollte man ihn entfernen und evtl. erneuern.

Kühlende Kompressen sind bei Sonnenbrand eine reine Wohltat, und die richtige Anwendung kann oft das Schälen der oberen Hautschicht verhindern. Kompressen mit Joghurt z. B. bauen durch die darin enthaltenen Eiweißstoffe die verbrannte Haut wieder auf. Nehmen Sie dazu einige Esslöffel Naturjoghurt und mischen Sie einige pulverisierte Ferrum-phosphoricum- und Natrium-chloratum-Tabletten hinein. Tragen Sie diese Mischung messerrückendick auf die geröteten Hautstellen auf. Die Schicht sollte so lange auf der Haut bleiben, bis sie warm ist, danach mit kühlem Wasser abtupfen. Sie können die Tabletten auch einfach in kaltem Wasser auflösen und damit die verbrannten Stellen abtupfen oder waschen.
Lavendelöl ist eines der besten Erste-Hilfe-Mittel bei leichten Verbrennungen, es kann unverdünnt aufgetragen werden. Bei Kleinkindern sind feuchte kühlende Umschläge mit den oben genannten Mineralsalzen und etwa zehn Tropfen Lavendelöl eine wunderbare Anwendung. Die Umschläge können so lange wiederholt werden, bis die Rötung und die Schmerzen zurückgegangen sind.

Absteigendes Bad bei Fieber

Bei hohem Fieber hilft ein kühlendes Bad. Füllen Sie eine Wanne mit Wasser, das die Körpertemperatur des kranken Kindes hat.
Sie können dem Wasser zur besseren Entgiftung einige Esslöffel Sole aus Himalaya-Salz (siehe Seite 74 ff.) oder 20 zerstoßene Kalium-phosphoricum-Tabletten zugeben. Das Kind legt sich in die Wanne – es soll der ganze Körper mit Armen und Beinen unter Wasser sein.
Nun geben Sie ganz langsam kaltes Wasser hinzu und kühlen das Bad um etwa 5 bis 7 °C ab (Badethermometer benutzen;

nicht kälter als 30 °C werden lassen). Die ganze Behandlung sollte mindestens zehn Minuten dauern. Dann lassen Sie das Wasser ab, wickeln das Kind, ohne es abzutrocknen, in ein großes Handtuch und legen es sofort ins Bett. Im normal warmen Raum decken Sie es mit einer leichten Decke zu. Meistens schlafen die Kinder nach dieser Behandlung sehr gut und lange.
Das absteigende Bad darf bei Schüttelfrost nicht angewendet werden.

Heilbad bei Hautkrankheiten

Ein Vollbad zur Entgiftung und gegen Juckreiz bei Neurodermitis, Schuppenflechte, Ekzemen und Akne kann mit den Mineralsalzen Kalium chloratum, Kalium sulfuricum und Natrium phosphoricum bereitet werden. Nehmen Sie dazu von jedem Mineralsalz zehn Tabletten und lösen diese in 35 °C warmem Wasser auf. Das Kind sollte etwa sieben bis zehn Minuten lang im Wasser bleiben. Die niedrige Temperatur des Heilbades schont den Kreislauf.
Es werden Mineralstoffe aufgenommen und Stoffwechselgifte ausgeleitet, Selbstheilungskräfte werden mobilisiert und das Immunsystem gestärkt.
Dieses Bad kann auch mit Himalaya-Salz bereitet werden. Je nach Alter des Kindes setzt man dem 35 °C warmen Badewasser drei bis zehn Esslöffel Sole (siehe Seite 74 ff.) bei. Die Badezeit beträgt hier ebenfalls sieben bis zehn Minuten. Danach wird das Kind, ohne es abzutrocknen, in ein Badetuch gewickelt und ins Bett gebracht. Besonders wirksam sind die Bäder, wenn gleichzeitige Trinkkuren mit Himalaya-Salz-Sole verabreicht werden.

Waschungen

Waschungen sind eine Erholung für den ganzen Körper, vor allem bei Fieber oder wenn heftig geschwitzt wurde. Für eine Waschung brauchen Sie einen Waschlappen und eine Schüssel mit gut warmem Wasser und einigen darin aufgelösten Mineralsalztabletten, die zu den Symptomen passen. Das Kind wird mit dem nassen Lappen vom Hals bis zu den Füßen zügig abgewaschen – das Ganze sollte nicht länger als zwei Minuten dauern. Danach nicht abtrocknen, sondern das Kind in ein warmes Handtuch wickeln und ins Bett legen. Die Waschungen können mehrmals am Tag wiederholt werden.

Ernährung von Säuglingen und Kleinkindern

Die ersten Lebensjahre entscheiden darüber, welches Essverhalten wir im späteren Leben haben werden, was uns schmeckt und was uns nicht schmeckt. Wenn ein Kind von klein auf an frisches Gemüse und Obst gewöhnt wird, wird es diese Speisen meist auch später mögen. Werden solche Speisen zunächst abgelehnt oder nur ungern gegessen, so sollte man immer wieder kleine Mengen davon anbieten, so dass der Geschmack dafür entwickelt werden kann. Besonders bei großem Hunger besteht eine gute Chance, dass das Kind die angebotenen Speisen annimmt. Natürlich ist es auch wichtig, dass sie gut schmecken.

Da Zucker ein wichtiges Lebensmittel ist, sollte darauf geachtet werden, in welcher Form er verabreicht wird. Am besten geeignet ist frisches, ungekochtes Obst in allen Varianten. Süßigkeiten, die im Handel sind, müssen nicht ganz und gar verbannt werden, solange sie nicht täglich und in großen Mengen genossen werden. Kinder lieben Rituale, und Sie können ein solches aus der Genehmigung von Süßigkeiten machen. Ernennen Sie einen bestimmten Tag in der Woche z. B. zum Schoko-Tag. An diesem Tag dürfen die Kinder dann außer dem normalen Essen Gummibärchen, Eiscreme, Kuchen oder Schokolade genießen. Eiweiß in Form von Muttermilch und/oder Babymilchpulver ist in den ersten Lebensmonaten das wichtigste Aufbau-Nahrungsmittel.

Dann, etwa nach zweieinhalb bis drei Monaten, kommen die Kohlenhydrate und Fette in der richtigen Form dazu. Am besten sind Beilagen aus vollem Korn wie Naturreis und

Vollkornnudeln und Kartoffeln. Bei Vollkornbrot sollte man vor allem bei sehr kleinen Kindern vorsichtig sein, weil dies meist zu grob ist und Blähungen verursachen kann. Feines Dinkelbrot wird dagegen sehr gut vertragen. Geeignete Fette sind kalt gepresste Öle und Butter in kleinen Mengen.

Wenn dieser gesunde Grundstein gelegt ist, kann ab etwa zwei Jahren normale gemischte Kost, wie auch Erwachsene sie essen, verabreicht werden. Grundernährung sollte eine gesunde, biologisch naturbelassene Kost sein. Jedoch habe ich über viele Jahre beobachtet, dass Menschen bei übertriebener »Gesundernährung« bei der kleinsten »Sünde« sofort erkranken. Denn der übersensibilisierte Körper reagiert auf diese ihm fremden Stoffe sofort mit Unpässlichkeiten wie Allergien, Erbrechen, Bauchweh und Kopfschmerzen. Das Körpersystem hat verlernt, sich gegen diese Stoffe zu wehren und das Immunsystem zu stabilisieren. Außerdem setzt das schlechte Gewissen über eine »verbotene« Süßigkeit negative Signale, die nicht gesund sind.

So bin ich zu der Ansicht gelangt, dass eine »Mischkost« für ein gesundes Immunsystem kein Problem sein kann, im Gegenteil, es wird eher stabil. Wir wissen inzwischen, dass ein bisschen »Gift« sein muss, denn durch versteckte Düngemittel und Konservierungsstoffe bis hin zu genmanipulierten Nahrungsmitteln können wir diesen Einflüssen schon lange nicht mehr ganz entrinnen. Da ist es besser, den Körper damit vertraut zu machen. Ein guter Spruch von meinem Heilpraktiker-Lehrer: Iss alles, aber von allem wenig.

Machen Sie sich also kein schlechtes Gewissen, wenn Sie Ihrem Kind hin und wieder ein Stück Pizza, eine Brezel, weiße Spaghetti und ein Glas Cola geben. Solange es die Ausnahme bleibt und Ihr Kind nicht von solchen Nahrungsmitteln lebt, wird es ihm nicht schaden, es sei denn, es hat einen kranken Darm. Ein striktes Verbot führt nur dazu, dass es sich bei jeder Gelegenheit damit vollstopft. Sie werden auch feststellen, dass Ihr Kind gar nicht häufig nach Süßigkeiten verlangt, wenn Sie im frühen Kindheitsalter die Ernährungssache richtig gemacht haben.

Die Ernährung von Säuglingen ist – wie oben erwähnt – bestimmend für ihr späteres Essverhalten und ihre Gesundheit. Gläschenkost ist keine gute Alternative, um ein Kind gesund zu ernähren. Minerale bleiben bei der Aufbereitung zwar weitgehend erhalten, jedoch werden Vitamine und vor allem die hoch empfindlichen, lebenswichtigen Enzyme weitgehend zerstört.

Nach meinen langjährigen Erfahrungen können Säuglinge bereits im Alter von etwa zehn Wochen mittags eine kleine Gemüsemahlzeit zu sich nehmen. Wenn Sie nicht voll stillen, können Sie Ihr Kind also schon früh an gesunde Ernährung gewöhnen. Allerdings sollte es die ersten zehn Wochen bei Karotten und Kartoffeln bleiben, da der Babydarm noch nicht bereit ist, grobe oder weniger milde Nahrungsmittel zu verdauen.

Rezepthinweis:

Kochen Sie ein paar frische Möhren und eine bis zwei geschälte Kartoffeln in etwas Wasser weich. Zerdrücken Sie das gekochte Gemüse mit einer Gabel sehr fein (nicht im Mixer pürieren!) und geben Sie einen halben Teelöffel braunen Rohrzucker oder Honig, eine Prise Salz und je einen Teelöffel kaltgepresstes Olivenöl und sehr fein gehackte frische Petersilie dazu. Das schmeckt wirklich sehr lecker! Sie können diese Mahlzeit gleich für zwei Tage zubereiten und im Kühlschrank aufbewahren.

Mit zunehmendem Alter können Sie Ihrem Kind andere Gemüsesorten ähnlich zubereitet geben. Kleine Kinder mögen auch gerne frischen oder tiefgekühlten Spinat mit Kartoffeln und einem Klecks Butter. Kartoffelbrei aus frischen Kartoffeln mit Magermilch und einer Prise Salz hergestellt und dazu ein Esslöffel gekochtes, fein zerdrücktes Gemüse wie Brokkoli oder Blumenkohl schmeckt den Kleinen ebenfalls bestens.
Salat ist etwas schwieriger zu füttern, jedoch spätestens ab dem zweiten Lebensjahr sollte er häufig auf den Speiseplan kommen. Mit Zitrone, wenig Salz, etwas Zucker oder Honig und einem Esslöffel Sahne wird Salat fast zur Lieblingsspeise Ihres Kindes. Salatblätter müssen sehr zerkleinert werden. Versuchen Sie die zubereiteten Speisen selbst, dann wissen Sie am besten, ob es Ihrem Sprössling auch schmecken könnte.
Kleinkinder, die nicht durchschlafen wollen, brauchen abends eine feste Mahlzeit. Auch diese kann bereits ab der siebten Lebenswoche gegeben werden. Man kocht aus Kindergrieß und fettarmer Milch einen nicht zu festen Brei, gibt eine Prise Salz und eine Messerspitze Butter dazu und obenauf zwei Teelöffel fein geriebenen Apfel mit ein wenig Honig oder eine halbe zerdrückte Banane.
Sollte das Kind wider Erwarten trotzdem nicht durchschlafen, so können Sie es mit Mineralsalzen versuchen: Eine Tablette Kalium phosphoricum D6 und eine Tablette Magnesium phosphoricum D6 pulverisieren und zum Brei geben.

Himalaya-Salz

Ich möchte ein paar Worte zu dem seit einiger Zeit in Mode gekommenen Himalaya-Salz sagen, weil es im ursprünglichen Sinne auch ein Mineralsalz ist. Himalaya-Salz enthält Minerale in spezieller, natürlicher Form, die durch ungewöhnliche Druckverhältnisse im Himalaya-Gebirge entsteht. Diese Minerale kommen alle im menschlichen Körper vor. Das Salz ist damit – ebenso wie Wasser – ein wichtiges Lebenselement.

Als verdünnte Sole getrunken, trägt das naturbelassene Salz auf milde Weise bei allen möglichen Krankheiten zur schnellen und natürlichen Gesundung bei. Leider werden die uns von der Natur gegebenen Grundlebensmittel durch chemische Bearbeitung nur zu oft zu krank machenden Produkten. Achten Sie beim Kauf darauf, dass das Salz handverlesen ist und in keiner Form chemisch bearbeitet wurde.

Ich selbst benutze Himalaya-Salz seit gut zwei Jahren beim Kochen und zum Heilen und habe nur positive Erfahrungen damit gemacht. Bei Ernährungsberatungen habe ich es vielen Menschen gegen die unterschiedlichsten Klagen empfohlen und habe ausschließlich gute Rückmeldungen erhalten. Vor allem bei Kindern kann es gut eingesetzt werden und bietet zusätzliche Behandlungsmöglichkeiten:

- Bei allen Entzündungsvorgängen und Absonderungen von Schleimhäuten wie z.B. bei Schnupfen, Husten, Asthma, roten, tränenden Augen kann eine mehrtägige Solekur zur schnellen und gesunden Heilung verhelfen.
- Auch bei Hautproblemen ist neben der Behandlung mit den entsprechenden Schüßler-Mineralsalzen die innere und äußere Behandlung mit Himalaya-Salz eine zusätzliche Mög-

lichkeit zur raschen Heilung. Es hilft u.a. bei Wundliegen, Schrunden und Ausschlägen.
- Die Behandlung mit verdünnter Sole ist außerdem wie Balsam für kranke, entzündete Schleimhäute und einen kranken Magen und Darm.

Sie können das Salz in Reformhäusern und in Naturkostläden kaufen. Es hat eine weiße bis rosa Farbe und sieht dem Rosenquarz ähnlich, es ist in Brocken und gemahlen erhältlich. Das gemahlene Salz ist vor allem sehr gut zum Kochen geeignet, die Brocken nimmt man für eine Sole, die ebenfalls zum Kochen, aber auch bei zahlreichen gesundheitlichen Beschwerden und als Kur verwendbar ist.

Die Anwendung von Himalaya-Salz

Für die Sole gibt man einen Brocken Salz in ein großes verschließbares Glas und füllt es mit Quellwasser (stilles Wasser aus der Flasche) auf. Nach ein paar Stunden hat das Wasser seinen Sättigungsgrad von 26 Prozent erreicht und ist fertig verwendbare Sole. Zur Anwendung wird diese Sole wiederum mit einem Getränk – am besten wieder mit Quellwasser – verdünnt.

Für kleine Kinder ab etwa einem Jahr nimmt man einen halben Teelöffel von der Sole und mischt sie in ein Getränk oder in Wasser. Es muss gut verdünnt werden, damit das Kind es annimmt. Kosten Sie vorher von der Mischung! Für Kinder ab etwa fünf Jahren gibt man einen Teelöffel Sole in ein Getränk.

Natürlich kann die Sole auch Speisen beigemischt werden, jedoch wirkt es rascher, wenn man das Solegetränk nüchtern verabreicht.

- Bei Magen- und Darmerkrankungen, bei Erkältungskrankheiten, Husten, Schnupfen und Asthma wird die verdünnte Sole zwei- bis dreimal täglich gegeben.
- Bei Halsschmerzen, Mandelentzündung und Husten nimmt man die verdünnte Sole mehrmals täglich zum Gurgeln und für Mundspülungen und zusätzlich zum Trinken.
- Bei Schnupfen wird kleinen Kindern die verdünnte Sole mit einer Pipette in die Nase geträufelt, größere Kinder können damit Nasenspülungen machen, indem sie das Solewasser einfach von der Hand in die Nase hochziehen. Diese Anwendungen zwei- bis dreimal täglich durchführen.
- Bei Wundliegen, Hautausschlägen und empfindlicher Babyhaut gibt man dem Badewasser zwei bis drei Esslöffel Sole zum raschen Abklingen bei.
- Bei chronischen Erkrankungen kann man eine mehrwöchige Sole-Trinkkur machen. Dazu trinkt man jeden Morgen auf nüchternen Magen ein Glas verdünntes Solewasser. Das hilft sehr gut bei Asthma, Neurodermitis und anderen Hautkrankheiten, Dauerschnupfen, Magen- und Darmkrankheiten.

Beschwerden von A bis Z

So benutzen Sie das Beschwerden-Register

Eine Selbstbehandlung mit Schüßler-Mineralsalzen ist ungefährlich, Sie können schon nach wenig Erfahrung und einigem Lesen in diesem Buch Ihr Kind behandeln. Sollten Sie sich unsicher sein, so dosieren Sie niedriger als vorgeschlagen oder befragen einen Arzt oder Heilpraktiker. Leider sind Fachleute auf diesem Gebiet eher selten, so dass Sie sich wahrscheinlich an der auf dem Markt befindlichen Literatur orientieren müssen (siehe Seite 149).

Schüßler-Mineralsalze sind gesund und nebenwirkungsfrei. Dies ist bei heranwachsenden Kindern besonders wichtig, denn ihr Organismus besitzt noch nicht die volle Abwehrkraft gegen Giftstoffe. Die Anwendungsempfehlungen sind im Wesentlichen für alltägliche, häufig auftretende Beschwerden, leichtere Erkrankungen und Befindlichkeitsstörungen ausgelegt. Bei ernsten Erkrankungen oder wenn die Symptome über längere Zeit anhalten, sollten Sie einen Arzt oder Heilpraktiker konsultieren. Eine begleitende Therapie mit Schüßler-Salzen neben der vom Arzt verordneten Medizin ist die beste denkbare Unterstützung für eine baldige Genesung.

Allgemeine Hinweise

- Sind mehrere Mineralsalze hinter einer Krankheit beziehungsweise einem Symptom angegeben, so empfiehlt sich das genaue Durchlesen der Beschreibung der angegebenen Mineralsalze weiter vorne im Buch, um das richtige Mittel zu finden.
- Wählen Sie das nach der Beschreibung und der Symptomatik am besten zutreffende Mineralsalz oder entscheiden Sie sich für mehrere der genannten.
- Eine weitere Hilfe zur Bestimmung des richtigen Mittels ist die Antlitzdiagnose (siehe Seite 63).
- Für die Dosierung schlagen Sie bitte unter »Einnahme- und Dosierungsempfehlungen« ab Seite 59 nach. Zur Erleichterung steht bei den Symptomen hinter den empfohlenen Mitteln die jeweils günstigste Potenz.
- Steht ein E hinter den angegebenen Mineralsalzen, handelt es sich um eines der zwölf Ergänzungsmittel (siehe Seite 50–55).

Beschwerden und Symptome

Abmagerung

- Durch Übersäuerung, wenn zu viele Süßigkeiten verzehrt werden: Natrium phosphoricum D6, Silicea D12
- Mit Durchfall: Kalium phosphoricum D6, Natrium phosphoricum D6
- Ohne erkennbaren Grund: Kalium jodatum D12 (E), Lithium chloratum D12 (E); konsultieren Sie unbedingt einen Arzt

Absonderungen

Bei Absonderung müssen Sie genau hinsehen: Farbe und Beschaffenheit sind entscheidend für die Behandlung.

- Von Entzündungen im Hals-Nasen-Rachen-Raum: Ferrum phosphoricum D12
- Wässrig, dünn, brennend: Natrium chloratum D6
- Eitrig, gelbgrün: Silicea D12, Natrium phosphoricum D6, Calcium sulfuricum D6
- Weißer zäher Schleim bei Husten: Calcium sulfuricum D6, Kalium chloratum D6
- Von Wunden, die lange nicht heilen:
  - eitrig, gelblich: Natrium sulfuricum D6, Calcium sulf. D6
  - eitrig, blutig, übel riechend: Kalium phosphoricum D6, Silicea D12
- Wenn die Wunde noch entzündlich gerötet ist: Ferrum phosphoricum D12 und Silicea D12
- Verkrustete, harte Wunden und Narben: Calcium fluoratum D12, Silicea D12
- Zusätzlich kann ein Salbenverband mit der entsprechenden Mineral-Salbe gemacht werden; mischen Sie der Salbe zwei bis drei pulverisierte Mineralsalz-Tabletten bei

Abszess

- Erstes Mittel bei Schmerz, hitziger Entzündung und zu erwartender Eiterbildung: Ferrum phosphoricum D12
- Bei Schwellung, jedoch keine Eiterbildung: Kalium chloratum D6 abwechselnd mit Ferrum phosphoricum D12
- Bei Eiterbildung: zuerst Calcium sulfuricum D6, es bringt den Abszess zum Reifen und Öffnen, dann bis zum völligen Abheilen: Silicea D12
- Wenn Abszessbildung sich wiederholt: Kalium phosphoricum D6 und Calcium phosphoricum D6 als Langzeitbehandlung, sie haben eine antiseptische Wirkung, weil sie die Blutqualität verbessern und erneutes Auftreten verhindern
- Am besten ist eine Kombination von Tabletten und Salbe der genannten Mineralsalze

Acidose (Übersäuerung)

Sie entsteht durch falsche Ernährung und verschlechtert sich besonders durch die Einnahme von Antibiotika, die die Darmflora empfindlich stören. Kinder, die darunter leiden, sehen meist müde und blass aus, haben dunkle Schatten um die Augen und sind wenig belastbar, oft lustlos oder aggressiv. Zu den stark Säure bildenden Nahrungsmitteln gehören u.a. Fleisch und Wurst, Weißmehlprodukte, raffinierter Zucker, gehärtete Pflanzenfette und Limonaden.

- Hauptmittel, wenn dieser Verdacht besteht: Natrium phosphoricum D6 abwechselnd mit Natrium sulfuricum D6 über längere Zeit (mindestens drei bis vier Wochen) geben und die Essgewohnheiten verbessern. Besonders darmaufbauend in diesem Fall ist ungesüßter Naturjoghurt (Biojoghurt), er sollte grundsätzlich während oder gleich nach einer Antibiotika-Behandlung gegeben werden

- Bei saurem Aufstoßen, Sodbrennen, Kind friert leicht: Natrium phosphoricum D6, Silicea D12
- Aufgeblähter Bauch durch Gase, meist mit Bauchschmerzen verbunden: Magnesium phosphoricum D6 und Natrium sulfuricum D6; zusätzlich morgens und abends ein Gläschen verdünnte Himalaya-Salz-Sole (siehe Seite 76)

Die konsequente Umstellung der Ernährung ist unbedingt nötig, um den Darm zu heilen. Dies ist von größter Wichtigkeit, weil die Folgen einer lang anhaltenden Übersäuerung zu schweren Erkrankungen führen können. Die Nahrung soll hauptsächlich aus leicht gedämpftem Gemüse, Salat, Reis, Kartoffeln, Vollkornnudeln, feinem Vollkornbrot ohne grobe Kerne, Frischkäse und Naturjoghurt bestehen. Der Bedarf an Zucker sollte in erster Linie mit frischem Obst abgedeckt werden. Fertig gekaufte Fruchtsäfte und Obst aus dem Glas oder der Dose sind ungeeignet, da sie durch den Kochprozess im Säurebereich sind, während frisches Obst im basischen Bereich liegt; am stärksten basisch ist die Zitrone.

Aggressionen

Bei Aggressionen hilft in manchen Fällen auch Sport und Bewegung an der frischen Luft.

- Aggressiv und überaktiv: Calcium phosphoricum D6, Magnesium phosphoricum D6
- Aggressiv, müde, übellaunig: Calcium phosphoricum D6, Kalium phosphoricum D6, Silicea D12

Akne

- Entzündlich gerötete Pickel, die ständig wiederkehren: vormittags Ferrum phosphoricum D12 und Kalium chloratum D6 abwechselnd bis etwa 14 Uhr; nachmittags Natrium phosphoricum D6 und Natrium sulfuricum D6 abwechselnd bis zur Bettzeit

- Mitesser und große Poren: Natrium phosphoricum D6 und Silicea D12
- Eitrige Pickel und fettige Haut: Calcium sulfuricum D6, Natrium phosphoricum D6, Silicea D12
- Pusteln mit Eiterbildung: Calcium sulfuricum D6 zum Reifen und Öffnen, Silicea D12 zum Abheilen

Bei Akne hilft es auch, ein- bis zweimal wöchentlich ein Dampfbad mit Salz oder mit zehn Tropfen ätherischem Lavendelöl zu machen. Geben Sie heißes Wasser mit dem Salz oder dem Lavendelöl in eine große Schüssel. Das Kind setzt sich davor und hält den Kopf über die Schüssel, Kopf und Oberkörper sind mit einem Handtuch abgedeckt. Nach etwa fünf Minuten das Gesicht mit einem trockenen Handtuch abtupfen. Die Haut ist jetzt aufgeweicht, und reife Pickel können ausgedrückt werden. Benutzen Sie dazu ein Papiertüchlein und gehen Sie vorsichtig zu Werke: Nur sanft drücken, auf keinen Fall quetschen. Die ausgedrückten Stellen mit reinem Lavendelöl oder mit Alkohol, z. B. After Shave, desinfizieren. Leichte pflanzliche Creme auftragen.
Die Heilung der Pickel kann beschleunigt werden, indem man über Nacht eine Paste aus Ferrum phosphoricum oder Silicea aufträgt: Dazu ein paar Tabletten fein zerdrücken und mit etwas Wasser zu einer Paste mischen.

Allergien

Es wird viel darüber geschrieben und geredet, dass chemisch behandelte Lebensmittel, die schlechte Luft, Elektrosmog und Reizüberflutung durch Massenmedien unserer Gesundheit schaden. Sie sind der Gesundheit sicherlich nicht dienlich, jedoch haben trotzdem nicht alle Menschen Allergien. Gewiss gibt es empfindliche und weniger empfindliche Menschen, aber es leiden auch nicht alle empfindlichen unter einer Milch-, Weizen-, Gluten- oder sonst einer Allergie. Wenn Allergien auftreten, ist das Immunsystem nicht in Ordnung, und das kann viele Gründe haben. Diese sind nicht nur in der Umwelt und in der Ernährung zu suchen, sondern häufig auch im seelischen Bereich. Glücklichsein macht gesund! Wenn im ungünstigsten Falle mangelnde Ernährung und seelischer Stress zusammenkommen, so leidet das Immunsystem ganz erheblich, dadurch treten häufiger Erkrankungen auf, unter anderem Allergien aller Art.

Die Stimmung der Eltern – vor allem des Elternteils, der die meiste Zeit mit dem Kind verbringt – überträgt sich unweigerlich auf das Kind. Es besitzt sehr feine Antennen für die Schwingungen, die von Menschen ausgehen, und muss dies verarbeiten. Bei negativen Schwingungen kann das schwierig sein, da Kinder bis zu einem bestimmten Alter ihre Sorgen und Nöte nicht verbal ausdrücken können. Deshalb senden sie Signale aus, die die Eltern oft nicht so leicht deuten können. Liebe und Aufmerksamkeit helfen hier am besten.

- Allergien infolge von Übersäuerung des Blutes durch Darm- und Stoffwechselstörungen und zu großem Verzehr von Süßigkeiten: Natrium phosphoricum D6, Natrium sulfuricum D6, Calcium phosphoricum D6; außerdem ist gesunde, vollwertige Ernährung sehr wichtig
- Allergien aufgrund nervlicher Überlastung und Stress in Kindergarten oder Schule: Kalium phosphoricum D6, Magnesium phosphoricum D6, Calcium phosphoricum D6
- Zur Darmpflege kann auch Himalaya-Salz beitragen: Morgens nüchtern 1/2 bis 1 Teelöffel Sole in einem Getränk geben, am besten in Wasser (siehe Seite 76)

Anämie

Sollte ein Arzt diese Diagnose gestellt haben, so können Sie die Gesundung Ihres Kindes wesentlich unterstützen, wenn Sie begleitend zur verschriebenen Therapie Mineralsalze geben:

- Zum Aufbau des Blutes und zur Bildung neuer Blutzellen: Calcium phosphoricum D6, Ferrum phosphoricum D12 und Natrium chloratum D6
- Zur Reinigung des Blutes (notwendig bei unreiner Haut oder Ausschlägen, Blässe, schlecht heilenden Wunden): Kalium chloratum D6, Natrium phosphoricum D6, Silicea D12

Angst

Bei sehr ängstlichen Kindern oder bei Phobien sollte überprüft werden, woher die Ängste kommen. Studien haben gezeigt, dass laufende Bilder wie Fernsehen, Filme und Computerspiele große Unruhe in Kindern verursachen können. Sport und andere Aktivitäten können hier sehr heilsam sein.

- Ängstliche Kinder mit Nervosität und Zittern, Unruhe im Schlaf durch schlechte Träume: tagsüber Kalium phosphoricum D6 und vor dem Schlafengehen Magnesium phosphoricum D6 als »Heiße Sieben«
- Unsicherheit, Scheu, Angst vor Versagen: Calcium phosphoricum D6 und Kalium phosphoricum D6
- Schul- oder Prüfungsangst: Magnesium phosphoricum D6
- Am Morgen vor einer Prüfung: Kalium phosphoricum D6

Aphthen (Mundsoor)

- Mundschleimhautentzündung: Ferrum phosphoricum D12 und Natrium chloratum D6. Dies tritt meist bei Säuglingen auf, dosieren Sie dann wie folgt: Mit der ersten Mahlzeit eine Tablette Ferrum phosphoricum D12, mit der dritten Mahlzeit eine Tablette Natrium chloratum D6 geben, dies bis zur völligen Abheilung beibehalten

- Zunge mit weißlich grauem Belag, manchmal mit hellrotem Rand: Ferrum phosphoricum D12 abwechselnd mit Kalium chloratum D6 oder mit Silicea D12

Appetit

- Übermäßiger Appetit: Calcium phosphoricum D6; hier sollte besonders auf gesunde Ernährung mit viel Gemüse und Obst geachtet werden
- Zu häufiges Verlangen nach Stillen: Calcium phosphoricum D6

Appetitlosigkeit ist ein Begleitsymptom vieler Krankheiten. Erst wenn sie chronisch ist, besteht Anlass zur Besorgnis.

- Appetitlosigkeit, allgemeine Schwäche: Calcium phosphoricum D6, Kalium chloratum D6
- Appetitlosigkeit bei zu wenig Magensaft: Calcium phosphoricum D6, Natrium chloratum D6
- Appetitlosigkeit bei nervösen Störungen, löst oft Bauchweh oder Durchfall aus: Magnesium phosphoricum D6 als »Heiße Sieben«, Kalium phosphoricum D6

Asthma bronchiale

- Das wichtigste biochemische Mittel bei allen Asthmaformen ist Natrium sulfuricum D6 (auch zur Langzeitbehandlung geeignet)
- Akute, krampfartig auftretende Anfälle: Natrium sulfuricum D6 und Magnesium phosphoricum D6 als »Heiße Sieben«
- Anfälle, verursacht durch Aufregung und Stress mit unruhigem Herzschlag: als Sofortmaßnahme Magnesium phosphoricum D6 als »Heiße Sieben« und Kalium phosphoricum D6

- Anfälle durch allergische Reaktionen, Heuschnupfen: Kalium phosphoricum D6, Calcium phosphoricum D6
- Bei schwer löslichem weißem Schleim und starkem Engegefühl: Kalium chloratum D6 (über einige Stunden in 20-minütigem Abstand eine Tablette geben), nach Beruhigung Kalium phosphoricum D6 vier- bis sechsmal halbstündlich eine Tablette bei Kindern ab etwa zwei Jahren; bei kleineren Kindern Dosierung halbieren
- Bei schwerer Atemnot und Auswurf kleiner gelblicher Schleimklumpen: Kalium sulfuricum D6, Silicea D12
- Anfälle vorwiegend am Abend oder in der Nacht oder nach dem Essen: Kalium sulfuricum D6
- Eine Sole-Trinkkur kann ebenfalls helfen (siehe Kapitel »Himalaya-Salz« Seite 76)

Atem

- Übel riechend: Calcium phosphoricum D6
- Sauer riechend: Natrium phosphoricum D6 (bei häufigem Auftreten evtl. Verdacht auf Diabetes)
- Atemnot durch Angst oder bei nervösen Zuständen: Kalium phosphoricum D6 und Magnesium phosphoricum D6

Aufregung

- Akute Zustände und bei Schock: Magnesium phosphoricum D6, Calcium phosphoricum D6

Augen

Wenn Kinder schlecht sehen, kann dies zu Problemen in der Schule führen. Lassen Sie Ihre Kind regelmäßig einen Sehtest machen.

- Gelbliche Skleren (Augenweiß): Natrium sulfuricum D6, Magnesium phosphoricum D6, Arsenum jodatum D6 (E)

- Brennend: Calcium fluoratum D12, Calcium sulfuricum D6
- Juckend, tränen schnell: Natrium chloratum D6, Silicea D12
- Bindehaut- und Lidrandentzündung: Ferrum phosphoricum D12
- Geschwollen: Kalium chloratum D6, Calcium carbonicum D6 (E)
- Eitrig gelb verklebt: Calcium sulfuricum D6, Natrium phosphoricum D6
- Kurzsichtigkeit/Weitsichtigkeit: Calcium fluoratum D12, Silicea D12, Natrium phosphoricum D6
- Sehkraft geschwächt: Calcium fluoratum D12, Kalium phosphoricum D6, Kalium bromatum D6 (E)
- Überanstrengung, Ermüdung: Kalium phosphoricum D6, Natrium chloratum D6, Silicea D12
- Zuckungen: Magnesium phosphoricum D6, Kalium bromatum D6 (E), Calcium phosphoricum D6
- Augenschmerzen bei Bewegung und Fieber: Ferrum phosphoricum D12
- Rötung mit Druckgefühl: Ferrum phosphoricum D12, Kalium chloratum D6, Natrium chloratum D6
- Schielen (siehe dort)
- Ausschläge (siehe »Haut«)

Bänderriss

Schon bei der Vorbereitung auf eine Operation können Schüßler-Salze erfolgreich eingesetzt werden.

- Zur Vorbeugung: Calcium fluoratum D12, Calcium phosphoricum D6
- Vorbereitung auf Operation: Ferrum phosphoricum D12, Kalium chloratum D6

- Nachbehandlung: Ferrum phosphoricum D12, Kalium chloratum D6, Silicea D12, nach etwa vier bis sechs Wochen Calcium fluoratum D12 für einige Monate
- Bei Schwellung und Flüssigkeitsansammlung: Kalium chloratum D6 (mit diesem Mineralsalz kann meistens eine Punktion vermieden werden), Silicea D12

Bandwurm (siehe auch »Würmer«)

Ziemlich sicheres Anzeichen sind unnatürliche Lachfalten neben den Mundwinkeln und Gier nach Brot und Nudeln.

- Natrium chloratum D6, Natrium phosphoricum D6

Bauch
(siehe auch unter »Darm«)

- Bauchschmerzen vom Darm, krampfartig: Magnesium phosphoricum D6 als »Heiße Sieben«, Wärmflasche auflegen
- Bauchschmerzen mit Übelkeit und Kopfschmerzen: Magnesium phosphoricum D6 als »Heiße Sieben«, Natrium chloratum D6
- Bauchfellentzündung: Ferrum phosphoricum D12, Kalium chloratum D6
- Bauchspeicheldrüsenentzündung: Ferrum phosphoricum D12, Kalium phosphoricum D6, Natrium sulfuricum D6, Silicea D12
- Verstopfung und Blähungen: Ferrum phosphoricum D12, Natrium sulfuricum D6, Calcium sulfuricum D6; mit Bauchschmerzen: zusätzlich Magnesium phosphoricum D6 als »Heiße Sieben«
- Bauch zu dick, jedoch mit mageren Gliedern, zu dünnem Hals und häufig geschwollenen Drüsen: Calcium carbonicum D6, Kalium chloratum D6

Bettnässen (siehe auch »Blase«)

Wenn Ihr Kind häufig ins Bett macht, ist es ratsam, etwa eine bis zwei Stunden vor dem Schlafengehen nichts mehr zu trinken zu geben. Während des Tages soll jedoch viel getrunken werden.

- Aufgrund von Nervosität und Angst: Kalium phosphoricum D6, Natrium chloratum D6
- Aufgrund von Eifersucht, depressiver Stimmung, sich zurückgesetzt fühlen (z. B. wegen eines neuen Babys): Calcium phosphoricum D6, Magnesium phosphoricum D6, Silicea D12
- Blasen- und Muskelschwäche: Calcium phosphoricum D6, Calcium fluoratum D12, Natrium sulfuricum D6, Kalium phosphoricum D6
- Blasenentzündung: Ferrum phosphoricum D12, Kalium chloratum D6, Calcium sulfuricum D6
- Würmer und Übersäuerung: Natrium chloratum D6, Natrium phosphoricum D6, Natrium sulfuricum D6, Calcium carbonicum D6 (E)

Blähungen (siehe auch »Acidose« und »Darm«)

- Zur Auflösung und Vermeidung: Natrium sulfuricum D6, Silicea D12
- Aufgrund von Wurmbefall: Natrium sulfuricum D6
- Mit kolikartigen Schmerzen: Magnesium phosphoricum D6 als »Heiße Sieben«, Natrium phosphoricum D6; leichte Bauchmassage mit ein paar Tropfen Sesamöl und/oder ein gut warmer, feuchter Umschlag bringen sofortige Erleichterung

Bläschenausschlag

Ein Bläschenausschlag geht meist mit fiebrigen Erkrankungen oder allergischen Reaktionen einher. Das jeweils zutreffende Mineralsalz kann pulverisiert und mit etwas Wasser zu einer Paste vermischt auch direkt auf die Bläschen aufgetragen werden.

- Fieberbläschen (Herpes simplex), entzündlich, gerötet: Ferrum phosphoricum D12, Kalium chloratum D6, am ersten Tag halbstündlich je eine Tablette, ab dem zweiten Tag bis zum völligen Abklingen täglich viermal je eine Tablette
- Reif, eitrig: Calcium sulfuricum D6, Natrium phosphoricum D6, Silicea D12
- Wässrige Absonderung: Natrium chloratum D6, Silicea D12

Blase (siehe auch »Bettnässen«)

- Blasenschwäche: Calcium phosphoricum D6, Natrium sulfuricum D6, Kalium phosphoricum D6, Silicea D12
- Blasenentzündung: Ferrum phosphoricum D12, Kalium chloratum D6, Calcium sulfuricum D6
- Blasenentzündung, die häufig auftritt (Reizblase) mit Brennen beim Wasserlassen: Ferrum phosphoricum D12, Natrium chloratum D6

Blinddarm

Schmerzen im Bereich des Blinddarms müssen unbedingt sofort vom Arzt abgeklärt werden.

- Entzündung und Reizung: Ferrum phosphoricum D12, Kalium chloratum D6
- Schmerzen: Magnesium phosphoricum D6 als »Heiße Sieben«

Blut

Die Beschaffenheit des Blutes kann mit Schüßler-Mineralsalzen ganz wesentlich verbessert werden.

- Blutarmut, Bleichsucht: Ferrum phosphoricum D12, Manganum sulfuricum D6 (E)
- Blutvergiftung: Deutliches Symptom bei äußerlichen Verletzungen ist ein roter Streifen auf der Haut, der von der Verletzung ausgeht; als erste Hilfe: Ferrum phosphoricum D12 und Kalium phosphoricum D6, viertelstündlich je eine Tablette. Achtung: Gehen Sie unbedingt sofort zum Arzt!
- Danach zur Reinigung und zum Aufbau des Blutes: Calcium phosphoricum D6, Ferrum phosphoricum D12, Kalium phosphoricum D6, Kalium chloratum D6
- Blutgerinnungsstörungen: Calcium phosphoricum D6, Kalium chloratum D6, Calcium sulfuricum D6
- Bluterguss: Ferrum phosphoricum D12, Kalium chloratum D6, Silicea D12
- Bluten aus frischen Wunden: Ferrum phosphoricum D12 einnehmen und pulverisierte Tablette aufstreuen; mit Pflaster bedecken
- Bei Eiterung: Silicea D12 abwechselnd mit Ferrum phosphoricum D12 einnehmen
- Blutdruckerhöhung durch Aufregung: Magnesium phosphoricum D6, Kalium jodatum D6 (E)
- Blutdruck unregelmäßig: Kalium phosphoricum D6

Bluterguss

- Ferrum phosphoricum D12, Kalium chloratum D6, Silicea D12

Brandwunden

- Erste Hilfe: Natrium chloratum D6, Kalium chloratum D6 und Ferrum phosphoricum D12: Je zehn Tabletten in abgekochtem Wasser oder Quellwasser lösen und als Umschlag auflegen und die drei Schüßler-Salze abwechselnd stündlich einnehmen
- Eiternd: Silicea D12, Calcium sulfuricum D6
- Wässernd: Natrium chloratum D6, Silicea D12

Brechreiz

- Durch nervliche Belastung: Natrium phosphoricum D6, Magnesium phosphoricum D6 als »Heiße Sieben«
- Übelkeit von falschem Essen oder Süßigkeiten: Natrium chloratum D6, Natrium phosphoricum D6

Bronchitis

- In der ersten Entzündungsphase und bei Fieber: Ferrum phosphoricum D12; bei gelben, schleimigen Absonderungen und Verschlimmerung am Abend: zusätzlich Kalium sulfuricum D6
- In der zweiten Krankheitsphase mit Husten, Schleim und belegter Zunge: Kalium chloratum D6, Calcium sulfuricum D6
- Chronisch: Natrium sulfuricum D6 bis zum Abklingen
- Geruchs- und Geschmacksverlust: Natrium chloratum D6

Bulimie (Ess-Brech-Sucht)

Bei diesem Krankheitsbild ist fachärztliche Betreuung nötig.

- Kalium phosphoricum D6, Magnesium phosphoricum D6, Silicea D12
- Mit Unterzucker: Magnesium phosphoricum D6, Natrium sulfuricum D6

Darm

Bei Bauchschmerzen im Zusammenhang mit Darmerkrankungen helfen warme feuchte Bauchwickel (siehe Seite 67).

- Bauchschmerzen, krampfartig: Magnesium phosphoricum D6 als »Heiße Sieben«
- Darminfektion mit Durchfall, Fieber, Übelkeit: Ferrum phosphoricum D12, Magnesium phosphoricum D6, Calcium phosphoricum D6
- Bei Darmpilz, der durch Übersäuerung, meist durch Antibiotika und/oder schlechte Ernährung mit zu vielen Süßigkeiten und Weißmehl verursacht ist: Natrium chloratum D6, Natrium phosphoricum D6, Natrium sulfuricum D6 (siehe auch unter »Acidose«)

Depressionen

- Mit Ängstlichkeit, Weinerlichkeit, allgemeiner seelischer Erschöpfung: Kalium phosphoricum D6
- Schlafstörungen: Calcium phosphoricum D6, Magnesium phosphoricum D6 (abends »Heiße Sieben« geben)
- Aufgrund von Schulangst: Calcium phosphoricum D6, Kalium phosphoricum D6
- Mut- und Lustlosigkeit: Natrium sulfuricum D6, Calcium carbonicum D6
- Kinder, die stets schlecht gelaunt und schnell wütend und aggressiv sind und schlecht schlafen: Kalium phosphoricum D6; Hinweis: Hier fehlt oft die ausgiebige körperliche Bewegung an der frischen Luft. Animieren Sie Ihr Kind dazu, öfter mal rauszugehen

Diabetes

Magnesium phosphoricum D6, Natrium sulfuricum D6, Zincum chloratum D6 (E)

Diphtherie

Bei Verdacht auf Diphtherie müssen Sie sofort einen Arzt konsultieren! Unterstützend zu verabreichten Medikamenten: Ferrum phosphoricum D12, Kalium chloratum D6, Kalium phosphoricum D6

Drüsen

- Schwellung: Kalium chloratum D6, Calcium carbonicum D6 (E)
- Entzündung mit Schwellung: Ferrum phosphoricum D12, Kalium chloratum D6
- Drüsenverhärtungen: Calcium fluoratum D12

Durchfall

Zusätzlich zu den angegebenen Tabletten kann während der Nacht Fenchel- oder Kamillentee, morgens und mittags leichter Schwarztee aus dem Reformhaus gegeben werden. Kleinkinder bekommt darin eingeweichter Zwieback sehr gut, dann beruhigt sich der Darm schnell.

- Bei Säuglingen und Kleinkindern: Natrium chloratum D6, Natrium phosphoricum D6
- Wässrig schleimig mit Bauchschmerzen: Magnesium phosphoricum D6, Natrium chloratum D6
- Faulig riechend, krampfartige Schmerzen: Kalium sulfuricum D6, Magnesium phosphoricum D6 als »Heiße Sieben«. Wie die »Heiße Sieben« zubereitet wird, erfahren Sie auf Seite 37
- Sauer riechend bei Säuglingen und Kleinkindern, meist be-

gleitet von gelbem Zungenbelag: Natrium phosphoricum D6, Natrium sulfuricum D6

- Blutig, eitrig oder schleimig: Natrium chloratum D6, Natrium sulfuricum D6, Silicea D12; auf jeden Fall ärztlich abklären lassen!
- Grünlich aussehend, häufig vom Zahnen: Natrium sulfuricum D6, Natrium phosphoricum D6
- Grünlich, galliger Stuhl und Erbrechen von Galle: Natrium sulfuricum D6
- Nach zu fettiger Nahrung: Kalium chloratum D6
- Vom Zahnen mit etwas Fieber und Bauchschmerzen: Ferrum phosphoricum D12, Calcium phosphoricum D6
- Blähungen: Magnesium phosphoricum D6 als »Heiße Sieben«, Kalium sulfuricum D6, Natrium phosphoricum D6
- Übersäuerung: Ferrum phosphoricum D12, Natrium phosphoricum D6, Natrium sulfuricum D6 (siehe auch unter »Acidose«)
- Stuhl zu hell (meist aufgrund mangelnder Lebertätigkeit): Natrium sulfuricum D6, Kalium chloratum D6
- Stuhl zu trocken: Natrium chloratum D6
- Verstopfung, auch mit Durchfall wechselnd: Natrium sulfuricum D6

Symptome wie häufige Durchfälle, Hautausschläge, Antriebslosigkeit, Ermüdung und Dauerschnupfen, die fortdauern oder sich oft wiederholen, deuten auf ein geschwächtes Immunsystem hin. Ziehen Sie einen Arzt hinzu, der den Stuhl auf eine Pilzkrankheit hin untersuchen sollte, besonders bei Kindern, die bereits Antibiotika nehmen mussten (siehe auch unter »Darm«).

Eiterungen

- Eitrige Akne: Silicea D12, Natrium phosphoricum D6 (siehe »Akne«)
- Bei offenen Wunden: Ferrum phosphoricum D12, Silicea D12; Tabletten einnehmen und zusätzlich pulverisiert auf die Wunde streuen.
- Ekzeme (siehe »Haut«)

Energiemangel

Wenn der Energiemangel längere Zeit anhält und Sie keinen Grund dafür erkennen können, sollten Sie einen Arzt konsultieren.

- Ferrum phosphoricum D12, Calcium phosphoricum D6, Kalium phosphoricum D6; siehe auch unter »Darm«

Entgiftung

- Nach operativen Eingriffen zur Ausleitung von Anästhesiegiften oder Impfstoffen: Kalium chloratum D4, Calcium sulfuricum D6, Silicea D12, Natrium phosphoricum D6

Entzündungen

- Bei jeglichem Entzündungsvorgang im Körper geben Sie im Anfangsstadium: Ferrum phosphoricum D12, Kalium chloratum D6; im fortgeschrittenen oder chronischen Stadium: Ferrum phosphoricum D12, Silicea D12
- Entzündliche Erkrankungen im Rachenraum: Ferrum phosphoricum D12, Kalium chloratum D6; zusätzlich Gurgeln und Mundspülungen mit Solewasser aus Himalaya-Salz (siehe Seite 76)
- Entzündungen auf der Haut (Abschürfungen, Wunden, Pusteln, Pickel): Silicea D12

Epilepsie

Zusätzlich zur ärztlichen Behandlung ist eine Dauerbehandlung zur Vorbeugung von Anfällen und bei starker Krampfneigung möglich: Geben Sie Magnesium phosphoricum D6 als »Heiße Sieben«; die Ergänzungsmittel Cuprum arsenicosum D12 (E), Zincum chloratum D12 (E), Kalium arsenicosum D12 (E) können einzeln ausprobiert und auch in Kombination mit Magnesium phosphoricum D6 gegeben werden. Hier müssen Sie ein wenig experimentieren, was Ihrem Kind guttut.

Bei Epilepsie spielt Vitamin B6 eine besondere Rolle; besprechen Sie diese Möglichkeit mit einem Facharzt.

Erbrechen

Starkes Erbrechen kann ein Anzeichen einer schweren Erkrankung sein. Beobachten Sie deshalb die Ausprägung und Dauer und ziehen Sie im Zweifelsfall einen Arzt hinzu.

- Bei Säuglingen gleich nach dem Stillen: Calcium phosphoricum D6, Ferrum phosphoricum D12, Silicea D12
- Bei Kleinkindern nach den Mahlzeiten: Kalium chloratum D6, Natrium phosphoricum D6
- Von unverdauten Speisen: Ferrum phosphoricum D12
- Während des Zahnens: Calcium fluoratum D12, Calcium phosphoricum D6
- Mit Fieber: Ferrum phosphoricum D12, Magnesium phosphoricum D6
- Nach Genuss von Speiseeis oder kalten Getränken: Calcium phosphoricum D6, Natrium phosphoricum D6
- Auf Reisen, beim Autofahren oder Fliegen: Natrium chloratum D6, Magnesium phosphoricum D6

Erfrierungen

- Brandige Wunden an Händen und Füßen: Kalium phosphoricum D6, Kalium sulfuricum D6, Silicea D12
- Frostbeulen: Kalium phosphoricum D6, Kalium chloratum D6 (auch als Salben)

Erkältung (siehe auch »Grippe«)

Wenn Ihr Kind chronisch oder immer wieder erkältet ist, sollten Sie sein Immunsystem mit gesunder Ernährung, wenig Süßigkeiten und viel frischer Luft stärken.

- Vorbeugend und beim ersten Anzeichen: Ferrum phosphoricum D12 halbstündlich eine Tablette
- Auf dem Höhepunkt, auch mit Fieber: Ferrum phosphoricum D12, Kalium phosphoricum D6
- Im abklingenden Stadium: Kalium chloratum D6, Kalium sulfuricum D6, Natrium chloratum D6, Silicea D12
- Heiserkeit, Stimmbänder belegt: Ferrum phosphoricum D12, Kalium sulfuricum D6
- Mit Hustenreiz: Ferrum phosphoricum D12, Magnesium phosphoricum D6
- Zum Kräfteaufbau nach der Krankheit: Calcium phosphoricum D6, Ferrum phosphoricum D12, Kalium sulfuricum D6

Erröten

- Aufgrund von Schamgefühl oder Aufregung: Magnesium phosphoricum D6
- Gerötete Wangen und Nase: Magnesium phosphoricum D6, Natrium sulfuricum D6

Erschöpfungszustände

Bei anhaltenden Erschöpfungszuständen sollten Sie einen Arzt aufsuchen, um die Ursache zu klären.

- Aufgrund von nervlicher Belastung und Stress: Kalium phosphoricum D6, Magnesium phosphoricum D6, Kalium bromatum D6 (E)
- Mit Abmagerung: Kalium phosphoricum D6, Lithium chloratum D6 (E), Calcium sulfuratum D6 (E)
- Mit Unruhe und Schlaflosigkeit: Kalium phosphoricum D6, Zincum chloratum D6 (E)

Essstörungen

- Esssucht: Magnesium phosphoricum D6, Natrium phosphoricum D6
- Mit deutlichem Gewichtsverlust (siehe auch »Magersucht«): Calcium phosphoricum D6, Natrium chloratum D6, Calcium sulfuratum D6 (E)
- Fettsucht, Übergewicht: Natrium sulfuricum D6, Calcium phosphoricum D6, Natrium bicarbonicum D6 (E)

Feuermal

- Calcium fluoratum D12, Calcium phosphoricum D6, Silicea D12 (Tabletten und Salben)

Fieber

Länger anhaltendes oder häufig auftretendes Fieber muss ärztlich abgeklärt werden.

- Bis 38,5 °C: Ferrum phosphoricum D12
- Über 38,5°C: Kalium phosphoricum D6, Kalium chloratum D6
- Fieberkrämpfe und Frösteln: Ferrum phosphoricum D12, Kalium phosphoricum D6, Calcium phosphoricum D6

- Schüttelfrost und Zittern: Ferrum phosphoricum D12, Calcium phosphoricum D6, Magnesium phosphoricum D6
- Mit Schlaflosigkeit: Kalium phosphoricum D6
- Zunge grünlichbraun belegt: Natrium sulfuricum D6
- Zunge grauweiß, schleimig belegt: Kalium chloratum D6
- Mit Magen-Darm-Beschwerden: Natrium sulfuricum D6, Natrium phosphoricum D6; morgens auf nüchternen Magen Solewasser geben (siehe »Himalaya-Salz«, Seite 76)

Fingernägel

Mangelerscheinungen wie weiße Flecken o. Ä. sind kein Problem. Verformungen sollten behandelt werden.

- Verformt, brüchig, hart: Calcium fluoratum D12, Calcium phosphoricum D6, Silicea D12
- Zu weich und dünn: Calcium phosphoricum D6, Silicea D12

Fontanelle

- Schließt sich zu langsam: Calcium fluoratum D12, Calcium phosphoricum D6

Furunkel

- Im ersten entzündlichen Stadium, stark gerötet: Ferrum phosphoricum D12
- Entzündungsherd und Wundränder sind hart: Calcium fluoratum D12, Calcium sulfuricum D6
- Zur Beschleunigung der Eiterbildung und Öffnung des Furunkels: Calcium sulfuricum D6
- Zur Gewebeneubildung nach Entleerung bis zur völligen Abheilung: Silicea D12; dazu äußerlich Silicea-Salbe, in die einige pulverisierte Tabletten von Silicea gemischt werden

Füße

- Fußpilz: Natrium sulfuricum D6, Silicea D12; zur äußerlichen Pflege Fußbäder mit ätherischem Teebaumöl, das mit etwas Milch oder Joghurt vermischt ins Wasser gegeben wird; danach Silicea-Salbe mit ein paar Tropfen Teebaumöl vermischt in die befallenen Hautpartien einmassieren
- Eiterbildung: Silicea D12 (Tabletten und Salbe)
- Eiterbildung an einem Fußnagel: zehn Minuten Fußbad mit gut warmem Wasser, in dem ein Esslöffel Waschpulver aufgelöst wurde; danach trocknen und mit Teebaumöl und Silicea-Salbe behandeln; verbinden, bis der Eiter abgeflossen ist
- Eingewachsener Fußnagel, entzündet: Ferrum phosphoricum D12, Kalium chloratum D6; ohne Entzündung: Calcium fluoratum D12
- Fußschweiß: Natrium chloratum D6, Natrium phosphoricum D6, Silicea D12 (Tabletten und Salben)
- Senk-, Spreiz-, Plattfüße: Calcium fluoratum D12, Calcium phosphoricum D6

Galle

Bei allen Symptomen ist fachärztliche Betreuung zu empfehlen.

- Entzündung der Gallenblase: Ferrum phosphoricum D12, Magnesium phosphoricum D6
- Nach dem akuten Entzündungsstadium: Ferrum phosphoricum D12 und Kalium chloratum D6 noch zwei bis drei Wochen geben
- Erbrechen von Galleflüssigkeit (gelb): Magnesium phosphoricum D6 als »Heiße Sieben«
- Kolik, starke Schmerzen: Magnesium phosphoricum D6 als »Heiße Sieben«

Gaumen

- Entzündet, heiß, geschwollen: Ferrum phosphoricum D12, Kalium chloratum D6
- Gaumen und Drüsen geschwollen: Ferrum phosphoricum D12, Kalium chloratum D6

Gedächtnisschwäche

- Aufgrund von Stress und Überanstrengung: Kalium phosphoricum D6, Magnesium phosphoricum D6
- Konzentrationsschwäche: Calcium phosphoricum D6, Silicea D12

Gehirnerschütterung

Eine Gehirnerschütterung müssen Sie unbedingt vom Arzt abklären und betreuen lassen.

- Mit Fieber und Benommenheit: Ferrum phosphoricum D12, Calcium fluoratum D12, Kalium phosphoricum D6
- Mit Übelkeit und Erbrechen: Kalium phosphoricum D6, Natrium phosphoricum D6
- Hirnhautentzündung: Ferrum phosphoricum D12, Kalium chloratum D6, Kalium sulfuricum D6, Kalium phosphoricum D6, Magnesium phosphoricum D6

Gelbsucht

- Bei Neugeborenen: Calcium sulfuricum D12, Natrium sulfuricum D6
- Mit Fieber über 38,5°C: Ferrum phosphoricum D12, Kalium phosphoricum D6

Gelenke

Gelenkbeschwerden sind nicht auf die leichte Schulter zu nehmen. Ein schmerzendes Gelenk sollte geschont und behandelt werden.

- Knorpelbildung, Überbein: Calcium fluoratum D12, Kalium chloratum D6
- Vergrößert, lose, kraftlos (häufig nach Wachstumsschub): Calcium phosphoricum D6, Calcium fluoratum D12
- Hörbar knackend: Calcium fluoratum D12, Natrium phosphoricum D6
- Entzündung mit Schmerzen: Ferrum phosphoricum D12
- Entzündung am Kniegelenk: Ferrum phosphoricum D12, Calcium fluoratum D12
- Flüssigkeitsansammlung mit Schwellung nach Operation: Ferrum phosphoricum D12, Kalium chloratum D6, Natrium sulfuricum D6

Gerstenkorn

- Entzündet: Ferrum phosphoricum D12, Kalium chloratum D6
- Nach Reifung und zur Abheilung: Silicea D12

Geruchsverlust

- Bei Erkältungen: Natrium chloratum D6
- Aufgrund von Sinusitis (Entzündung der Nasennebenhöhlen): Natrium chloratum D6 (es sollte über mehrere Monate eingenommen werden)

Geschmack

- Bitterer Geschmack im Mund: Natrium sulfuricum D6
- Saurer Geschmack im Mund: Natrium phosphoricum D6 (bei häufigem Auftreten auf Diabetes untersuchen lassen)

- Mundgeruch, schlechter Geschmack: Natrium sulfuricum D6, Natrium phosphoricum D6

Geschwüre

- Hautgeschwüre, schmerzlos, eiternd, hart: Arsenum jodatum D6 (E), Silicea D12
- Hautgeschwüre, entzündet, geschwollen: Ferrum phosphoricum D12, Kalium chloratum D6

Gewicht

Wenn das Gewicht Ihres Kindes extrem hoch oder niedrig ist, müssen Sie einen Arzt konsultieren.

- Zu hoch: Natrium sulfuricum D6, Natrium phosphoricum D6
- Zu niedrig: Calcium phosphoricum D6, Natrium chloratum D6

Grippaler Infekt (siehe »Erkältung«)

Grippe

Eine »echte Grippe« ist eine schwere Infektionskrankheit und muss vom Arzt behandelt werden. Im Gegensatz zu einer Erkältung (oft auch »grippaler Infekt« genannt) geht sie meist mit hohem Fieber, Gliederschmerzen und insgesamt einem schwereren Krankheitsbild einher.

- In der Anfangsphase: Ferrum phosphoricum D12, Kalium sulfuricum D6
- Im zweiten Stadium, mit oder ohne Fieber: Ferrum phosphoricum D12, Kalium phosphoricum D6, Kalium chloratum D6
- Bei eitrigen Absonderungen und zum Ausheilen: Silicea D12

Haare

- Schlechter und dünner Haarwuchs: Silicea D12
- Schuppen: Natrium phosphoricum D6, Natrium chloratum D6
- Schuppen und fettige Haare: Kalium sulfuricum D6, Natrium phosphoricum D6
- Haarausfall: Ferrum phosphoricum D12, Kalium phosphoricum D6, Silicea D12; bei Kindern ist Haarausfall ungewöhnlich, daher ist eine ärztliche Untersuchung auf einen Entzündungsherd oder eine organische Erkrankung zu empfehlen

Hals (siehe auch »Stimmbänder«)

Halsschmerzen sind meist ein Begleitsymptom einer anderen Erkrankung. Daher ist eine Stärkung des Immunsystems in jedem Fall hilfreich.

- Bei Kleinkindern zu dünn, zu lang: Calcium phosphoricum D6, Magnesium phosphoricum D6
- Halsweh mit belegter Zunge, auch mit Fieber: Ferrum phosphoricum D12, Kindern von einem bis vier Jahre alle zwei Stunden eine Tablette, ab fünf Jahren stündlich eine Tablette geben, bis etwa 16 Uhr, da bei späteren Gaben manche Kinder nicht gut einschlafen können
- Mandelentzündung mit Schwellung: Ferrum phosphoricum D12, Kalium chloratum D6, Kalium sulfuricum D6
- Mandelentzündung mit Eiterbildung und Schmerzen beim Schlucken: Ferrum phosphoricum D12, Silicea D12
- Drüsenschmerzen mit Schwellung: Ferrum phosphoricum D12, Kalium chloratum D6
- Rachenentzündung mit wässrigen Absonderungen: Ferrum phosphoricum D12, Natrium chloratum D6
- Speichelfluss zu stark: Natrium chloratum D6

- Bei allen diesen Krankheitsbildern bringt eine Kombination von Schüßler-Salzen und viel Vitamin C (Acerola, für Kinder unter zwei Jahren Vitamin-C-haltiges frisches Obst) die beste und rascheste Heilung bzw. sie hilft die Symptome zu lindern. Auch die Anwendung von Sole aus Himalaya-Salz (Zubereitung siehe Seite 76) ist heilsam, da sie entzündungshemmend wirkt.

Hände

- Dauernd kalt: Natrium chloratum D6, Silicea D12
- Bei Kälte blau anlaufend: Silicea D12
- Rissig, rauh: Calcium fluoratum D12, Silicea D12; über Nacht mit Silicea-Salbe eincremen
- Feucht, kalt, schweißig: Natrium chloratum D6, Silicea D12
- Schwach, kraftlos: Calcium phosphoricum D6, Calcium fluoratum D12

Haut

- Wundliegen mit starker Rötung oder blutig bei Säuglingen: Ferrum phosphoricum D12, Natrium phosphoricum D6: Je 1 Tablette täglich bis zur Abheilung geben. Dem täglichen Badewasser zwei bis drei Esslöffel Sole (siehe »Himalaya-Salz«, Seite 76) beigeben. Anschließend mit Baby-Wundsalbe, der man zwei pulverisierte Silicea-D12-Tabletten beimischt, dick eincremen
- Milchschorf auf der Kopfhaut und in der Mundhöhle: Calcium phosphoricum D6, Natrium phosphoricum D6, Silicea D12: Je eine Tablette täglich in drei verschiedenen Fläschchen (Milchmahlzeit oder Tee) geben
- Hautausschlag mit Schmerzen: Ferrum phosphoricum D12, Silicea D12

- Hautausschlag (Allergie) am ganzen Körper oder teilweise: Natrium sulfuricum D6, Magnesium phosphoricum D6; außerdem unbedingt den Darm untersuchen lassen
- Gerötete Haut, wie wund: Natrium sulfuricum D6, Silicea D12
- Neurodermitis: Hier müssen wahrscheinlich verschiedene Möglichkeiten ausprobiert werden: Calcium carbonicum D6 (E) und Silicea D12 oder: Kalium bromatum D6 (E), Silicea D12, Kalium chloratum D6 und Natrium phosphoricum D6 oder: Kalium sulfuricum D6 und Calcium phosphoricum D6. Bei Neurodermitis muss der Stuhl auf Pilzkrankheiten (z. B. Candida albicans) hin untersucht werden. Bei einer solchen Diagnose muss der Darm und damit das Immunsystem konsequent durch richtige Ernährung (kein Zucker, kein Weißmehl) aufgebaut werden, sobald das Kind aus dem Säuglingsalter heraus ist. Hierbei ist ärztliche Betreuung nötig
- Fettig mit Mitessern und großen Poren: Natrium phosphoricum D6, Kalium bromatum D6 (E), Silicea D12
- Juckende, brennende, irritierte Haut: Calcium phosphoricum D6, Silicea D12
- Schrunden an den Händen: Ferrum phosphoricum D12, Kalium sulfuricum D6
- Blasen mit wässrigem Inhalt von Druckstellen oder Verbrennungen: Natrium chloratum D6, Kalium sulfuricum D6
- Pickel im Gesicht und am Körper: Silicea D12
- Pigmentflecken: Kalium sulfuricum D6, Kalium chloratum D6 (Langzeitbehandlung)
- Ekzeme: Kalium sulfuricum D6, Silicea D12
- Akne: Siehe dort

Hautblase

- Von drückenden Schuhen ö. Ä.: Kalium chloratum D6, Natrium chloratum D6, Silicea D12

Heißhunger

- Normalisierend: Calcium phosphoricum D6
- Mit Gewichtsverlust: Calcium sulfuratum D6 (E)
- Mit großem Durst: Natrium chloratum D6
- Mit häufigem Schluckauf: Magnesium phosphoricum D6

Herz

Kinder mit Herzerkrankungen müssen selbstverständlich unter ärztlicher Betreuung stehen. Die Schüßler-Salze wirken hier unterstützend.

- Herzklappenfehler: Calcium fluoratum D12, Kalium phosphoricum D6
- Schwaches Herz: Kalium phosphoricum D6, Magnesium phosphoricum D6, Kalium jodatum D6 (E)
- Herzrhythmusstörungen: Calcium phosphoricum D6, Kalium phosphoricum D6, Magnesium phosphoricum D6
- Starkes Herzklopfen vor dem Einschlafen: Magnesium phosphoricum D6, Kalium phosphoricum D6; je drei Tabletten in warmem Wasser auflösen und vor dem Schlafengehen geben
- Entzündungen am Herzen durch Kinderkrankheit: Ferrum phosphoricum D12, Calcium phosphoricum D6, Kalium jodatum D6 (E)

Heuschnupfen (siehe auch »Allergien« und »Darm«)

- Allergische Reaktion, akut, starkes Jucken in Nase und Augen: Natrium phosphoricum D6, Natrium chloratum D6, Magnesium phosphoricum D6

- Plötzliches, häufiges Niesen mit Juckreiz: Magnesium phosphoricum D6, Natrium chloratum D6
- Geschwollene Augen, Nase gerötet und blockiert: Kalium chloratum D6, Ferrum phosphoricum D12
- Atembeschwerden mit depressiver Stimmung: Natrium sulfuricum D6, Kalium phosphoricum D6
- Vorbeugende Langzeitbehandlung: Calcium phosphoricum D6, Ferrum phosphoricum D12, Arsenum jodatum D6 (E)
- Spülungen der Nase und Augen und des Rachens mit verdünnter Sole (siehe »Himalaya-Salz«, Seite 76) und eine gleichzeitige Sole-Trinkkur sind heilend und wohltuend und wirken Schwellungen entgegen. Bei Anwendung an den Augen wird die Sole besonders stark verdünnt

Hitzschlag

- Mit Sonnenbrand und Fieber: Ferrum phosphoricum D12, Kalium phosphoricum D6, Silicea D12
- Mit Bläschen auf der verbrannten Haut: Ferrum phosphoricum D12, Kalium chloratum D6

Hungergefühl

- Nach dem Essen Appetit nicht befriedigt: Kalium phosphoricum D6
- Essen verursacht Unwohlsein: Calcium phosphoricum D6

Husten

Die Art des Hustens ist oft nicht einfach zu erkennen – hier müssen Sie genau hinhören. Achten Sie auch auf Veränderungen im Verlauf des Tages.

- Hart, trocken, schmerzhaft: Ferrum phosphoricum D12, Silicea D12
- Chronisch, bellend, hart: Kalium sulfuricum D6

- Von den Bronchien, hart: Arsenum jodatum D6 (E), Kalium sulfuricum D6
- Von den Bronchien, locker: Kalium chloratum D6
- Mit weißgrauem Zungenbelag: Kalium chloratum D6
- Mit gelbgrünem Auswurf, locker: Kalium sulfuricum D6, Silicea D6
- Mit dünnem, wässrigem Auswurf: Calcium sulfuricum D6, Natrium chloratum D6, Ferrum phosphoricum D12
- Reizhusten, krampfartig: Calcium phosphoricum D6, Magnesium phosphoricum D6

Hysterie

- Kinder, die sich plötzlich und aus geringstem Anlass auf den Boden werfen, um sich schlagen, überlaut oder leicht beleidigt sind: Calcium phosphoricum D6, Magnesium phosphoricum D6, Kalium phosphoricum D6; Langzeitbehandlung notwendig über mehrere Monate mit einwöchigen Pausen. Evtl. ist eine begleitende ärztliche Betreuung sinnvoll

Immunsystem (siehe auch »Darm« und »Allergien«)

- Abwehrschwäche durch Übersäuerung: Kalium chloratum D6, Natrium phosphoricum D6, Natrium sulfuricum D6. Eine Übersäuerung des Körpers kann sich in vielen Beschwerden ausdrücken. Sie ist durch eine Ernährungsumstellung zu beheben (siehe »Acidose«)
- Aufbau und Stabilisierung: Calcium phosphoricum D6, Ferrum phosphoricum D12, Silicea D12

Impfungen

- Zur Vorbeugung von Folgeschäden: Ferrum phosphoricum D12, Kalium chloratum D6, Kalium phosphoricum D6

- Zur Nachbehandlung: Kalium chloratum D6, Natrium sulfuricum D6, Silicea D12

Hinweis: Beginnen Sie zwei Wochen vor der Impfung mit den vorbeugenden Maßnahmen, die Nachbehandlung sollte zwei bis vier Wochen andauern, um Impfgifte auszuleiten. Die Dauer der Nachbehandlung hängt von den Symptomen ab und wie lange sie anhalten. Säuglingen und Kleinkindern bis zu zwei Jahren gibt man von den angegebenen Salzen je eine Tablette täglich, ab zwei Jahren je zwei Tabletten morgens und abends.

Infektionskrankheiten (siehe auch »Erkältung« und »Darm«)

- Ohne Fieber: Ferrum phosphoricum D12, Kalium chloratum D6, Kalium sulfuricum D6
- Mit Fieber (über 38 °C): Ferrum phosphoricum D12, Kalium phosphoricum D6
- Im Magen-Darm-Bereich: Kalium chloratum D6, Natrium phosphoricum D6, Natrium sulfuricum D6, Magnesium phosphoricum D6

Insektenstiche

- Mit Schwellung: Kalium chloratum D6, Natrium chloratum D6; am ersten Tag stündlich einnehmen; für die äußerliche Anwendung: Je fünf Tabletten in etwas Wasser auflösen und damit Umschläge machen
- Ab dem zweiten Tag zur Vorbeugung von Blutvergiftung: Ferrum phosphoricum D12, Kalium chloratum D6, Kalium phosphoricum D6 bis zur völligen Abheilung täglich drei bis vier Gaben verabreichen

Juckreiz

Bei Juckreiz helfen Waschungen und Bäder mit verdünnter Sole aus Himalaya-Salz (siehe Seite 76).

- Durch Hauterkrankungen und Neurodermitis: Kalium arsenicosum D6 (E), Natrium phosphoricum D6
- Bei trockener, schuppiger Haut: Natrium chloratum D6, Silicea D12
- Bei nervlicher Irritation, Überempfindlichkeit, Aggression: Kalium phosphoricum D6, Magnesium phosphoricum D6

Keuchhusten

- Beim Auftreten der ersten Symptome: Ferrum phosphoricum D12, Magnesium phosphoricum D6 als »Heiße Sieben«
- Bei dickem, weißem Auswurf: Kalium chloratum D6
- Bei schwachen, nervösen Kindern: Calcium phosphoricum D6, Kalium phosphoricum D6
- Bei gelbem Auswurf: Kalium sulfuricum D6, Silicea D12
- Nach Impfung: Kalium chloratum D6, Kalium sulfuricum D6

Kinderlähmung

Bei Verdacht auf Kinderlähmung ist sofort eine ärztliche Abklärung nötig! Unterstützend zu verordneter Medizin können Ferrum phosphoricum D12, Kalium chloratum D6 und Silicea D12 über längere Zeit gegeben werden

Knochen

- Aufbau für Kinder, die etwas schwächlich sind: Calcium fluoratum D12, Calcium phosphoricum D6, Magnesium phosphoricum D6
- Überbein: Calcium fluoratum D12, Silicea D12

- Knochenerweichung (Rachitis): Calcium fluoratum D12, Calcium phosphoricum D6, Magnesium phosphoricum D6
- Knochenbrüche: Calcium fluoratum D12, Calcium phosphoricum D6, Ferrum phosphoricum D12, Silicea D12
- Knochenmark- und Knochenhautentzündung: Ferrum phosphoricum D12, Kalium phosphoricum D6, Kalium chloratum D6, Calcium phosphoricum D6
- Schwellung durch Unfall: Ferrum phosphoricum D12, Kalium chloratum D6

Knorpel

- Entzündung und/oder Verletzung: Ferrum phosphoricum D12, Calcium fluoratum D12, Natrium chloratum D6
- Mangelnde Elastizität: Calcium fluoratum D12, Calcium phosphoricum D6

Kolik

Bei Koliken und Bauchkrämpfen ist die »Heiße Sieben« das Mittel der Wahl. Sie lindert schnell die heftigen Schmerzen.

- Beim ersten Anzeichen mit starken Schmerzen: Magnesium phosphoricum D6 als »Heiße Sieben«; bei häufigerem Auftreten ist ärztliche Abklärung ratsam
- Bauchkrämpfe bei Säuglingen und Kindern jeden Alters: Magnesium phosphoricum D6 als »Heiße Sieben«, Natrium phosphoricum D6; dazu eine leichte, im Uhrzeigersinn kreisende Bauchmassage mit etwas Sesamöl o. Ä. und danach ein gut warmer, feuchter Wickel bringen meist sofortige Besserung
- Mit Blähungen: Natrium sulfuricum D6, Natrium phosphoricum D6

Konzentration

- Stärkend, aufbauend: Kalium jodatum D6 (E), Ferrum phosphoricum D12
- Mangel durch Überlastung und Nervosität: Magnesium phosphoricum D6, Zincum chloratum D6 (E)

Kopf/Kopfschmerzen

Wenn Ihr Kind häufig Kopfschmerzen hat, sollten Sie den Ursachen auf den Grund gehen. Sie können auch psychisch bedingt und z. B. Ausdruck von Angst oder Stress sein.

- Kopfschmerzen ohne andere Symptome: Ferrum phosphoricum D12, Kalium phosphoricum D6
- Kopfschmerzen in der Pubertät: Natrium chloratum D6, Calcium phosphoricum D6, Magnesium phosphoricum D6
- Krampfartig einschießender Kopfschmerz: Magnesium phosphoricum D6, Zincum chloratum D6 (E)
- Kopfschmerzen begleitet von:
  - Erkältung: Ferrum phosphoricum D12, Kalium chloratum D6
  - Übelkeit und bitterem Geschmack: Natrium sulfuricum D6
  - Erbrechen: Natrium phosphoricum D6
  - allgemeiner Schwäche: Calcium phosphoricum D6, Kalium phosphoricum D6
  - Konfusion und Nervosität: Kalium phosphoricum D6
  - Verstopfung: Natrium chloratum D6, Magnesium phosphoricum D6
  - Verstopfung mit Durchfall wechselnd: Ferrum phosphoricum D12
  - mangelnder Konzentration: Kalium phosphoricum D6, Zincum chloratum D6 (E)

- Schwindelgefühl: Natrium sulfuricum D6
  - weinerlicher Stimmung: Kalium phosphoricum D6
  - Magenschmerzen: Natrium phosphoricum D6
  - geistiger Überanstrengung: Calcium phosphoricum D6, Kalium phosphoricum D6
- Schwindelgefühl mit Übelkeit: Ferrum phosphoricum D12, Natrium phosphoricum D6
- Schweißabsonderung auf dem Kopf: Calcium phosphoricum D6, Silicea D12
- Roter und heißer Kopf: Magnesium phosphoricum D6, Ferrum phosphoricum D12
- Migräne: Zincum chloratum D6 (E), Kalium phosphoricum D6, Calcium carbonicum D6 (E)
- Schmerzen an den Schläfen: Ferrum phosphoricum D12, Magnesium phosphoricum D6, Zincum chloratum D6 (E)
- Schmerzen über den Augen: Ferrum phosphoricum D12

Krämpfe

Eine erhöhte Krampfneigung ist oft auf einen Mangel an Magnesium zurückzuführen. Dann kann Magnesium phosphoricum D6 auch über einen längeren Zeitraum gegeben werden.

- Mit starken Bauchschmerzen (besonders beim Zahnen): Magnesium phosphoricum D6, Calcium phosphoricum D6
- In den Muskeln: Magnesium phosphoricum D6 als »Heiße Sieben«, Calcium phosphoricum D6
- Nervöse Zuckungen: Magnesium phosphoricum D6, Calcium phosphoricum D6, Cuprum arsenicosum D6 (E)

Krebs

- Begleitend zur ärztlichen Therapie und zum Aufbau des Blutes und Immunsystems: Calcium phosphoricum D6, Calcium sulfuricum D6, Kalium phosphoricum D6, Natrium phosphoricum D6, Natrium chloratum D6; ein bis zwei Tabletten pro Sorte (je nach Alter des Kindes) in einem Glas Quellwasser auflösen und über den Tag verteilt geben. Langzeitbehandlung!

Kreislauf

- Schwindel: Kalium phosphoricum D6
- Schlechte Durchblutung, Hände und Füße oft kalt: Calcium phosphoricum D6, Natrium chloratum D6
- Herzklopfen aufgrund von Angst und Nervosität: Kalium phosphoricum D6
- Herzklopfen bei Kinderkrankheiten und Fieber: Ferrum phosphoricum D12, Kalium phosphoricum D6

Krupphusten

- Anfallartig: Kalium bromatum D6 (E), Calcium phosphoricum D6, Magnesium phosphoricum D6 als »Heiße Sieben«
- Mit Asthma: Kalium bromatum D6 (E), Natrium sulfuricum D6
- Mit hohem Fieber: Kalium phosphoricum D6, Calcium sulfuricum D6
- Pseudokrupp: Calcium phosphoricum D6, Kalium chloratum D6

Laufen lernen

- Bei schwachen Knochen oder zu spät: Calcium fluoratum D6, Calcium phosphoricum D6, Magnesium phosphoricum D6

Leukämie

- Begleitend zur ärztlichen Therapie und zum Aufbau des Blutes und Immunsystems: Calcium phosphoricum D6, Ferrum phosphoricum D12, Kalium chloratum D6, Natrium phosphoricum D6, Natrium sulfuricum D6

Lunge

Bei einer Lungenentzündung oder anderen Problemen mit der Lunge müssen Sie einen Facharzt konsultieren.

- Lungenentzündung mit Fieber bis 38,5 °C: Ferrum phosphoricum D12
- Lungenentzündung mit Fieber über 38,5 °C: Ferrum phosphoricum D12, Kalium phosphoricum D6, Kalium chloratum D6
- Zur Stärkung in der Rekonvaleszenz: Calcium phosphoricum D6, Ferrum phosphoricum D12, Silicea D12
- Tuberkulose: unterstützend Ferrum phosphoricum D12, Arsenum jodatum D6 (E), Silicea D12

Lymphdrüsen

- Geschwollen: Kalium chloratum D6, Natrium phosphoricum D6
- Geschwollen mit Fieber: Ferrum phosphoricum D12, Kalium chloratum D6, Natrium phosphoricum D6
- Geschwollen, hart, ohne Fieber: Calcium fluoratum D12, Silicea D12, Kalium chloratum D6; mit Fieber: zusätzlich Ferrum phosphoricum D12
- Entzündung mit und ohne Fieber: Ferrum phosphoricum D12, Kalium chloratum D6, Kalium sulfuricum D6

Magen

Wenn Ihr Kind häufiger über Magenbeschwerden klagt, sollten Sie einen Arzt konsultieren.

- Magenschmerzen durch akuten oder anhaltenden Stress und Überlastung: Magnesium phosphoricum D6 als »Heiße Sieben«, Kalium phosphoricum D6
- Magenschleimhautentzündung (Gastritis):
  - durch Stress und Überlastung, mit Schmerzen, Verdauungsstörungen und heißem, gerötetem Gesicht: Ferrum phosphoricum D12, Magnesium phosphoricum D6
  - mit goldgelbem Zungenbelag und Schmerzen: Magnesium phosphoricum D6, Kalium sulfuricum D6
  - chronisch: Kalium chloratum D6, Kalium sulfuricum D6
- Magen-Darm-Grippe: Ferrum phosphoricum D6, Kalium sulfuricum D6
- Zu häufiges Rülpsen, mit Schmerzen: Magnesium phosphoricum D6
- Übelkeit nach dem Essen: Ferrum phosphoricum D12, Kalium chloratum D6
- Übelkeit aufgrund von Überanstrengung: Calcium phosphoricum D6, Magnesium phosphoricum D6
- Hungergefühl nach dem Essen, nervöser Zustand: Kalium phosphoricum D6
- Heißhunger: Magnesium phosphoricum D6, Calcium phosphoricum D6
- Übersäuerung des Magens durch zu viele Süßigkeiten: Natrium phosphoricum D6, Magnesium phosphoricum D6 als »Heiße Sieben«
- Sehr häufiges Aufstoßen, Erbrechen von Galle: Natrium sulfuricum D6
- Zu wenig Magensäure: Natrium chloratum D6
- Exzessive Speichelbildung: Natrium chloratum D6

- Säuerlicher Mundgeruch mit Aufstoßen: Natrium phosphoricum D6, Calcium phosphoricum D6 (bei häufigem Auftreten auf Diabetes untersuchen lassen)

Magersucht (Anorexie)

Abmagerung infolge von Unterernährung oder Fehlernährung, verursacht durch Krankheiten oder psychogene Essstörungen. Magersucht ist lebensgefährlich und muss unbedingt ärztlich behandelt werden. Es sind vor allem Mädchen von 12 bis 25 Jahren betroffen. Zur Unterstützung und Heilung können folgende Mineralsalze eingenommen werden: Calcium phosphoricum D6, Natrium chloratum D6, Calcium sulfuratum D6 (E).

Mandeln (siehe auch »Hals«)

- Entzündung, erstes Stadium: Ferrum phosphoricum D12, Kalium jodatum D6 (E)
- Entzündung, zweites Stadium mit Schwellung und Eiter: Ferrum phosphoricum D12, Kalium chloratum D6, Silicea D12
- Entzündung mit Fieber über 38,5 °C: Kalium phosphoricum D6, Kalium chloratum D6; bei Eiterbildung: zusätzlich Silicea D12
- Entzündung, chronisch: Kalium sulfuricum D6, Silicea D12
- Mandeln vergrößert und hart: Ferrum phosphoricum D12, Calcium fluoratum D12, Kalium chloratum D6

Masern

- Masern, die nicht richtig ausbrechen wollen: Kalium sulfuricum D6 (der Ausbruch ist für den Aufbau des Immunsystems äußerst wichtig!)

- Fieber und Hautausschlag: Ferrum phosphoricum D12, Kalium sulfuricum D6
- Nach Abklingen der Krankheit über längere Zeit zum Kräfteaufbau: Calcium phosphoricum D6, Silicea D12

Migräne (siehe auch »Kopf/Kopfschmerzen«)

- Schwere Kopfschmerzen mit Übelkeit, Brechreiz und bitterem Geschmack: Natrium sulfuricum D6, Natrium phosphoricum D6, Zincum chloratum D6 (E)
- Mit Kreislaufstörungen und Nervosität: Kalium phosphoricum D6, Magnesium phosphoricum D6, Ferrum phosphoricum D12

Milchallergie

- Silicea D12, Calcium carbonicum D6 (E) über längere Zeit bis zum Verschwinden der Symptome geben; das Kind kann danach langsam wieder an Milch und Milchprodukte gewöhnt werden

Milchschorf (siehe auch »Haut«)

- Natrium phosphoricum D6, Calcium phosphoricum D6, Silicea D12
- Bei Entzündungen: zusätzlich Ferrum phosphoricum D12

Mittelohrentzündung

Säuglinge und Kleinkinder sind besonders anfällig für Mittelohrentzündungen, weil die Verbindungsgänge vom Rachenraum zum Mittelohr kürzer sind. So können Krankheitserreger leichter in das Mittelohr eindringen.

- Erste Anzeichen, meist mit Schnupfen: Ferrum phosphoricum D12, Natrium chloratum D6

- Mit Schmerzen: Ferrum phosphoricum D12, Kalium chloratum D6, Calcium sulfuricum D6
- Mit eitriger Absonderung aus dem Ohr: Natrium phosphoricum D6, Silicea D12
- Entzündung, chronisch: Kalium chloratum D6, Silicea D12

Mondfühligkeit

- Calcium phosphoricum D6, Kalium phosphoricum D6, Silicea D12

Müdigkeit

- Ständige Müdigkeit, Abgeschlagenheit: Natrium chloratum D6, Natrium phosphoricum D6; bei länger anhaltendem Zustand sollten die Ursachen ärztlich abgeklärt und eine Untersuchung des Darms auf Pilze in Erwägung gezogen werden

Mumps (Ziegenpeter)

- Im ersten Stadium mit Fieber: Ferrum phosphoricum D12, Kalium chloratum D6; halbstündlich je eine Tablette geben
- Drüsenschwellung und Schluckbeschwerden: Kalium chloratum D6 halbstündlich eine Tablette; bei eitrigen Absonderungen aus dem Rachenraum: zusätzlich Silicea D12
- Verhärtung der Drüsen: Calcium fluoratum D12, Silicea D12
- Zur Nachbehandlung und zum Kräfteaufbau: Calcium phosphoricum D6, Kalium phosphoricum D6, Silicea D12

Mund

Mundgeruch kann zahlreiche Ursachen haben, deshalb ist die Abklärung wichtig.

- Übler Mundgeruch: Kalium phosphoricum D6, Natrium

phosphoricum D6, Calcium carbonicum D6 (E); häufigste Ursache für Mundgeruch ist Verschleimung der Nebenhöhlen und des Rachens, eine Kur mit Himalaya-Salz (siehe Seite 76) hilft hier meist sehr rasch

- Mundfäule (Aphthen), entzündlich und mit Bläschen: Ferrum phosphoricum D12, Kalium chloratum D6, Kalium phosphoricum D6
- Herpes simplex (Fieberbläschen): Ferrum phosphoricum D12, Kalium chloratum D6: Am ersten Tag halbstündlich je eine Tablette, ab dem zweiten Tag bis zum völligen Abklingen täglich viermal je eine Tablette geben (siehe auch unter »Bläschenausschlag«).
- Aufgesprungene, rissige Lippen oder Mundwinkel: Calcium fluoratum D12, Silicea D12
- Gaumen und Drüsen geschwollen: Kalium chloratum D6
- Entzündung der Speicheldrüsen und exzessive Speichelabsonderung: Kalium chloratum D6, Natrium chloratum D6
- Sprache unsicher, stammelnd, stotternd: Magnesium phosphoricum D6
- Sprache zu langsam: Calcium phosphoricum D6, Magnesium phosphoricum D6
- Zwang zu ständigem Räuspern: Natrium sulfuricum D6, Manganum sulfuricum D6 (E)
- Zuckungen am Mund: Magnesium phosphoricum D6

Muskeln

- Muskelkater: Magnesium phosphoricum D6 als »Heiße Sieben«, Kalium phosphoricum D6
- Muskelkrämpfe (Wadenkrämpfe): Magnesium phosphoricum D6 als »Heiße Sieben«
- Zerrung, Überdehnung: Calcium fluoratum D12, Silicea D12

- Muskelfaserriss: Ferrum phosphoricum D12, Calcium fluoratum D12, Calcium phosphoricum D6; mit Schwellung: zusätzlich Kalium chloratum D6
- Muskelentzündung: Ferrum phosphoricum D12, Calcium phosphoricum D6
- Muskelschwäche: Ferrum phosphoricum D12, Kalium phosphoricum D6, Kalium sulfuricum D6, Natrium phosphoricum D6
- Muskelschwund: Calcium phosphoricum D6, Kalium phosphoricum D6, Silicea D6

Nabelbruch

- Calcium fluoratum D12, Ferrum phosphoricum D12, Silicea D12

Nachtschweiß

Wenn Ihr Kind oft nachts schwitzt, obwohl die äußeren Bedingungen stimmen (gelüftetes Zimmer, Decke und Schlafanzug sind der Jahreszeit angemessen), sollten Sie nach den Ursachen forschen.

- Sauer riechend: Natrium phosphoricum D6, Silicea D12
- Wäsche durchnässend: Natrium chloratum D6, Magnesium phosphoricum D6

Nägel

- Brüchig, schwach: Calcium fluoratum D12, Silicea D12
- Entzündung des Nagelbetts: Ferrum phosphoricum D12, Silicea D12
- Nagelbeißen: Calcium sulfuricum D12, Silicea D12

Narben

- Zur Heilung frischer Narben: Ferrum phosphoricum D12, Kalium chloratum D6, Silicea D12
- Zur Verflachung und zur Vermeidung von Wulstbildung: Calcium fluoratum D12, Silicea D12

Nase

Spülungen mit verdünnter Himalaya-Sole sind auch bei verstopfter Nase und chronischem Schnupfen zu empfehlen.

- Ständig verrotzt, chronischer Schnupfen: Natrium chloratum D6, Calcium carbonicum D6 (E), Silicea D12
- Wässrige Absonderung, häufiges Niesen, Heuschnupfen: Natrium chloratum D6, Arsenum jodatum D6 (E), Silicea D12
- Geruchsverlust durch Erkältung: Natrium chloratum D6
- Brennen und Jucken in der Nase: Magnesium phosphoricum D6, Natrium sulfuricum D6, Silicea D12
- Nasenjucken bei Übersäuerung oder Würmern: Natrium phosphoricum D6
- Nasenbohren, Krusten in der Nase: Natrium phosphoricum D6, Natrium chloratum D6; tägliche Spülung mit verdünnter Himalaya-Salz-Sole (siehe Seite 76)
- Polypen, Schwellung: Kalium chloratum D6, Calcium phosphoricum D6
- Häufiges Niesen, allergisch: Calcium phosphoricum D6, Natrium chloratum D6

Nasenbluten

- Nasenbluten: Ferrum phosphoricum D12, Silicea D12
- Nasenbluten mit schwärzlichem Blut: Kalium phosphoricum D6, Natrium chloratum D6
- Nasenbluten mit hellem, wässrigem Blut: Calcium phosphoricum D6, Natrium chloratum D6, Silicea D12

- Nasenbluten während der Menstruation: Ferrum phosphoricum D12, Natrium sulfuricum D6

Nebenhöhlen

- Entzündung: Ferrum phosphoricum D12, Kalium chloratum D6, Kalium sulfuricum D6
- Chronische Entzündung: Ferrum phosphoricum D12, Silicea D12
- Eiterung: Calcium sulfuricum D6, Kalium chloratum D6
- Nach Abklingen der Eiterung: Silicea D12, Calcium phosphoricum D6

Nerven

- Überreiztheit bei Klein- und Schulkindern, oft begleitet von schlechtem Schlaf, wenig Appetit und genereller Unruhe: Calcium phosphoricum D6, Kalium phosphoricum D6, Magnesium phosphoricum D6; über einige Wochen bis zur Besserung geben
- Hyperaktivität: Calcium phosphoricum D6, Magnesium phosphoricum D6
- Starke Nervosität durch Stress: Calcium phosphoricum D6, Calcium carbonicum D6 (E)
- Angstzustände, Schwäche, psychische Überempfindlichkeit: Kalium phosphoricum D6, Calcium carbonicum D6 (E), Calcium phosphoricum D6
- Unkontrolliertes Bewegen der Hände und Füße, Zittern und nervöse Zuckungen: Kalium phosphoricum D6, Magnesium phosphoricum D6

Nesselsucht

Meist wird eine Nesselsucht durch Allergien ausgelöst, aber auch Wärme (heißes Bad, Schwitzen, Fieber), Kälte (kalte

Luft, Schwimmen, kaltes Getränk), Anstrengung, Sonnenlicht und Druck können die Bläschen hervorrufen. Sie äußert sich in Bläschen und Quaddeln auf der Haut.

- Bei Allergien: Calcium phosphoricum D6, Kalium sulfuricum D6, Natrium chloratum D6
- Mit starkem Juckreiz: Calcium phosphoricum D6, Magnesium phosphoricum D6, Calcium phosphoricum D6
- Mit Fieber: Ferrum phosphoricum D12, Calcium phosphoricum D6
- Mit trockener und schuppiger Haut: Kalium sulfuricum D6, Natrium phosphoricum D6

Neurodermitis (siehe auch »Darm« und »Haut«)

Neurodermitis ist heute keine Seltenheit mehr bei Kindern. Starker Juckreiz und Entzündung sind die Hauptsymptome, oft ist die Haut auch sehr trocken und verdickt.

- Es gilt hier in erster Linie, das Immunsystem zu stärken und die Beschaffenheit des Darms zu untersuchen. Je nach Diagnose muss die Darmflora aufgebaut und geheilt werden. Dabei unterstützend: Kalium chloratum D6, Natrium phosphoricum D6, Kalium sulfuricum D6, Calcium carbonicum D6 (E), Silicea D12
- Gegen starken Juckreiz: Kalium arsenicosum D6 (E), Magnesium phosphoricum D6
- Äußerlich: bei Schüben Umschläge mit in Wasser aufgelösten Natrium-phosphoricum- oder Magnesium-phosphoricum-Tabletten sowie Einreibungen mit der entsprechenden Mineralsalz-Salbe. Es können ohne Risiko auch die anderen hier angegebenen Mineralsalze probiert werden

Nieren

- Bei angeborenen oder früh erworbenen Nierenschäden zur Stärkung und Entgiftung: Natrium chloratum D6, Natrium sulfuricum D6, Kalium chloratum D6

Ohnmacht

- Vor oder während der Menstruation, mit Krämpfen: Magnesium phosphoricum D6 als »Heiße Sieben«, Kalium bromatum D6 (E)
- Bei häufigem Auftreten zur allgemeinen Verbesserung: Kalium phosphoricum D6, Calcium phosphoricum D6, Kalium bromatum D6 (E); eine ärztliche Abklärung ist zu empfehlen

Ohren

- Das wichtigste Mittel bei Ohrenbeschwerden von Kindern jeden Alters: Kalium sulfuricum D6
- Mittelohrentzündung mit Erkältung, Schnupfen, Schmerzen: Ferrum phosphoricum D12, Calcium carbonicum D6 (E); mit eitrigen Absonderungen: zusätzlich Silicea D12
- Schmerzen mit Schwellung der eustachischen Röhre, der Drüsen oder Mandeln: Kalium chloratum D6, Magnesium phosphoricum D6
- Hörschwierigkeiten bei nervösen Kindern: Calcium fluoratum D12, Kalium phosphoricum D6, Silicea D12; Langzeitbehandlung über Monate nötig!
- Hörschwierigkeiten mit Absonderungen: Silicea D12
- Tinnitus (Ohrgeräusche) oder Hörsturz bei Teenagern: Calcium fluoratum D12, Kalium phosphoricum D6, Magnesium phosphoricum D6
- Absonderungen mit schmerzenden Knochen rund um die Ohren: Calcium phosphoricum D6, Kalium chloratum D6

Operationen

Bereiten Sie Ihr Kind mit Schüßler-Salzen auf eine anstehende Operation vor. Es wird den Eingriff besser verkraften, und die Wunde wird gut verheilen.

- Vorbereitung (eine Woche vorher beginnen): Ferrum phosphoricum D12, Kalium chloratum D6
- Nachbehandlung: Ferrum phosphoricum D12, Kalium chloratum D6, Calcium phosphoricum D6, Silicea D12; bis zur völligen Heilung geben
- Operationsnarben weich und flach machend nach der Heilung: Calcium fluoratum D12, Kalium chloratum D6; äußerlich Calcium-fluoratum-Salbe über mehrere Wochen oder Monate zwei- bis dreimal täglich einmassieren

Pfeiffersches Drüsenfieber

- Fieber und geschwollene Drüsen: Ferrum phosphoricum D12, Kalium chloratum D6
- Bei Fieber über 38,5°C: zusätzlich Kalium phosphoricum D6
- Nach dem Abklingen: Silicea D12

Phimose (Vorhautverengung)

- Kurz nach der Geburt: Calcium fluoratum D12, Tabletten und Salbe; nach etwa vier Wochen zusätzlich Silicea D12

Polypen (siehe auch »Nase«)

Nasenpolypen sind gutartige Wucherungen der Schleimhaut, die jedoch die Gesundheit beeinträchtigen können. Meist werden sie operativ entfernt.

- Kalium chloratum D6, Calcium phosphoricum D6, Natrium phosphoricum D6, Silicea D12

Prellung

- Frische Verletzung, gerötet, mit Bluterguss: Ferrum phosphoricum D12, Kalium chloratum D6, Calcium fluoratum D12, Silicea D12

Pseudokrupp (siehe »Krupphusten«)

Quaddeln

- Gerötete Bläschen mit wässrigem Inhalt: Ferrum phosphoricum D12, Natrium chloratum D6
- Bei Eiterbildung: Silicea D12
- Brennend: Calcium phosphoricum D6
- Aufgrund allergischer Reaktion: Natrium phosphoricum D6, Calcium phosphoricum D6

Rachitis

- Langzeitbehandlung, Aufbau und Stärkung der Knochen, begleitend zu ärztlichen Therapien: Calcium fluoratum D12, Calcium phosphoricum D6, Calcium carbonicum D6 (E), Ferrum phosphoricum D12

Räuspern (siehe »Mund« und »Nase«)

Reisekrankheit

- Übelkeit, Schwindel: Natrium chloratum D6, Natrium phosphoricum D6, Magnesium phosphoricum D6 als »Heiße Sieben«

Rheumatisches Fieber

- Ferrum phosphoricum D12, Kalium phosphoricum D6, Silicea D12

Rippenfellentzündung

- Im ersten Entzündungsstadium: Ferrum phosphoricum D12, Kalium chloratum D6; im weiteren Verlauf geben Sie zusätzlich Silicea D12

Röteln

- Ferrum phosphoricum D12, Kalium phosphoricum D6, Natrium chloratum D6

Rötungen

- Im Gesicht, fleckig (hektische Röte): Ferrum phosphoricum D12, Magnesium phosphoricum D6
- Starke Rötung, wie ein Band von Wange zu Wange über die Nase: Natrium sulfuricum D6
- Feine, gleichmäßige rosa Röte im Gesicht: Magnesium phosphoricum D6
- Rötungen am Körper von Allergie: Natrium chloratum D6, Natrium phosphoricum D6, Magnesium phosphoricum D6; äußerlich: Bäder mit Himalaya-Salz-Sole (siehe Seite 76)

Rotznase

Viele Eltern probieren alle möglichen Mittelchen aus, damit die Rotznase bei ihrem Kind verschwindet. Oft wird es kurzfristig besser, kommt aber bald wieder. Die Einnahme von Schüßler-Salzen hilft zuverlässig und ohne unliebsame Nebenwirkungen.

- Bei frischer Erkältung: Ferrum phosphoricum D12, Natrium sulfuricum D6, Kalium chloratum D6
- Wenn die Erkältung schon lange abgeklungen ist und die Nase trotzdem noch läuft: Natrium chloratum D6, Silicea D12; bis zum völligen Verschwinden geben

Scharlach

- Anfangsstadium mit Fieber bis 38,5 °C: Ferrum phosphoricum D12, Kalium chloratum D6
- Mit Drüsenschwellung und über 38,5 °C Fieber: Kalium phosphoricum D6, Kalium chloratum D6, Natrium chloratum D6; bei Eiterbildung: zusätzlich Silicea D12
- Im Endstadium bis zur völligen Ausheilung und zur Stärkung: Calcium phosphoricum D6, Kalium sulfuricum D6, Silicea D12

Scheide

- Gerötet, wund, brennend: Ferrum phosphoricum D12, Natrium chloratum D6
- Wund, eitrig: Ferrum phosphoricum D12, Silicea D12
- Absonderung, scharf oder sauer riechend: Natrium phosphoricum D6, Kalium chloratum D6
- Außerdem tägliche Waschungen oder Bäder mit verdünnter Himalaya-Salz-Sole (siehe Seite 76)

Schielen

- Stärkung von Bändern und Muskeln der Augen: Calcium fluoratum D12
- Rasche Ermüdung der Augen: Kalium phosphoricum D6, Natrium chloratum D6
- Zeitweiliges Schielen, krampfhaft, durch Nervosität und Anstrengung: Kalium phosphoricum D6, Magnesium phosphoricum D6
- Durch Wurmbefall: Natrium phosphoricum D6, Silicea D12

Schilddrüse

Wenn sich die Schilddrüsen auffällig verändern, sollten Sie dies ärztlich abklären lassen.

- Drüsenschwellung: Kalium chloratum D6, Calcium fluoratum D12, Kalium jodatum D6 (E)
- Zur ausgleichenden Behandlung bei Unter- und Überfunktion: Magnesium phosphoricum D6, Kalium jodatum D6 (E), Kalium bromatum D6 (E)

Schlafstörungen

- Häufiges Aufwachen in der Nacht: Calcium phosphoricum D6, Magnesium phosphoricum D6 als »Heiße Sieben« vor der Nachtruhe
- Kind schläft lange nicht ein, ist unruhig, überaktiv: tagsüber Calcium phosphoricum D6, abends Kalium phosphoricum D6, Magnesium phosphoricum D6 als »Heiße Sieben« (Kalium-phosphoricum-Tabletten dazumischen)
- Schlafwandeln: Natrium phosphoricum D6, Silicea D12, Zincum chloratum D6 (E)
- Angstträume, häufig auftretend: vor der Nachtruhe Magnesium phosphoricum D6 als »Heiße Sieben«, tagsüber Calcium phosphoricum D6, Kalium bromatum D6 (E)
- Siehe auch die Hinweise unter »Ernährung von Säuglingen und Kleinkindern« (Seite 71)

Schleim (siehe »Absonderungen«)

Schluckauf

- Magnesium phosphoricum D6, Arsenum jodatum D6 (E)

Schluckbeschwerden (siehe auch »Erkältung«)

- Bei Erkältung, Entzündung: Ferrum phosphoricum D12, Kalium chloratum D6, Silicea D12

Schmerzen (siehe auch »Kopf/Kopfschmerzen«)

Bei Schmerzen verschiedener Ursachen helfen auch Umschläge oder Kompressen (siehe »Äußere Anwendungen«, Seite 65).

- Aufgrund von Wunden und Entzündungen: Ferrum phosphoricum D12
- Alle krampfartig auftretenden Schmerzen wie Koliken, Bauchweh, Muskelkrämpfe, schießender Kopfschmerz, Migräne, Muskelschmerzen von Überanstrengung: Magnesium phosphoricum D6 als »Heiße Sieben«
- Wachstumsschmerzen in Knochen und Gliedern: Calcium fluoratum D12, Calcium phosphoricum D6, Silicea D12
- Aufgrund von Verbrennungen ersten und zweiten Grades: Ferrum phosphoricum D12, Natrium chloratum D6; bei Verbrennungen dritten Grades: Kalium phosphoricum D6; bei Eiterbildung Silicea D12 hinzunehmen
- Bauchschmerzen aufgrund von gestörter Verdauung, begleitet von saurem Aufstoßen, Sodbrennen, Juckreiz in Nase und Anus sind oft ein Hinweis auf Übersäuerung: Natrium phosphoricum D6
- Bauchschmerzen aufgrund von Blähungen: Magnesium phosphoricum D6, Kalium sulfuricum D6, Natrium phosphoricum D6

Schnupfen (siehe auch »Erkältung«)

- Bei den ersten Anzeichen: Ferrum phosphoricum D12
- Ständig verrotzt, chronischer Schnupfen: Natrium chloratum D6, Calcium carbonicum D6 (E), Silicea D12
- Wässriger Fließschnupfen, wund machend, Schleimhäute entzündet und geschwollen: Kalium chloratum D6, Natrium chloratum D6
- Schnupfen tritt häufig auf: Ferrum phosphoricum D12, Calcium phosphoricum D6
- Mit verstopfter Nase: Kalium chloratum D6, Kalium sulfuricum D6
- Mit trockener und verstopfter Nase: Natrium chloratum D6, Kalium chloratum D6
- Mit zäher, weißer Absonderung, Husten, Räusperzwang: Ferrum phosphoricum D12, Manganum sulfuricum D6 (E)
- Mit grüngelber Absonderung, akut und chronisch: Ferrum phosphoricum D12, Kalium sulfuricum D6

Schock

- Magnesium phosphoricum D6 als »Heiße Sieben«, Calcium phosphoricum D6 ein paar Wochen lang drei- bis viermal täglich

Schreckhaftigkeit

- Magnesium phosphoricum D6, Kalium phosphoricum D6, Silicea D12 als Langzeitbehandlung

Schuppen (siehe »Haare«)

Schuppenflechte (Psoriasis)

Schuppenflechte ist eine Verhornungsstörung der Haut, die Veranlagung dafür wird vererbt. Sie äußert sich in rötlichen, erhabenen, meist mit Schuppen bedeckten Flecken auf der Haut.

- Das wichtigste Mittel: Kalium sulfuricum D6
- Bei Schüben: Kalium sulfuricum D6, Kalium arsenicosum D6 (E), Magnesium phosphoricum D6
- Äußerlich: Umschläge mit Himalaya-Salz-Solewasser (siehe Seite 76), Einreibungen mit Kalium-sulfuricum-Salbe

Schwächezustand

- Nervöse Schwäche aufgrund von Überanstrengung: Kalium phosphoricum D6, Magnesium phosphoricum D6, Silicea D12
- Körperliche Schwäche nach Krankheit: Calcium phosphoricum D6, Ferrum phosphoricum D12, Kalium phosphoricum D6
- Psychische Schwäche, Depression: Kalium phosphoricum D6, Magnesium phosphoricum D6, Kalium bromatum D6 (E)

Schwellungen (siehe auch »Drüsen«)

- Durch Unfälle, gerötet: Ferrum phosphoricum D12, Kalium chloratum D6
- Mit Bluterguss: Kalium chloratum D6, Calcium fluoratum D12, Silicea D12
- Verhärtung länger bestehender Schwellungen: Calcium fluoratum D12 und eventuelle ärztliche Abklärung

Schwielen

- Calcium fluoratum D12 (Tabletten und Salbe)

Schwindel

Wenn Ihrem Kind oft schwindelig wird, ohne dass eine konkrete körperliche Ursache besteht, sollten Sie unbedingt einen Arzt aufsuchen.

- Aufgrund von Kreislaufstörungen: Kalium phosphoricum D6, Kalium sulfuricum D6
- Aufgrund von zu schnellem Wachstum: Calcium phosphoricum D6, Kalium phosphoricum D6, Silicea D12
- Mit Schwächezustand, Nervosität und Angst: Kalium phosphoricum D6, Magnesium phosphoricum D6

Schwitzen

- Übermäßige Schweißabsonderung ohne Anstrengung: Natrium chloratum D6, Silicea D12
- Nachtschweiß, schwächend: Calcium phosphoricum D6, Ferrum phosphoricum D12, Kalium phosphoricum D6
- Ausgleichend bei Schweißdrüsenunter- oder -überfunktion: Calcium phosphoricum D6, Silicea D12

Sehnen

- Sehnenscheidenentzündung, Tennisarm: Calcium fluoratum D12, Ferrum phosphoricum D12, Kalium chloratum D6
- Sehnenzerrung: Calcium fluoratum D12, Calcium phosphoricum D6; bei gleichzeitiger Schwellung: zusätzlich Kalium chloratum D6
- Sehnen- oder Bänderriss von Unfällen: wenn möglich vor und nach der Operation: Ferrum phosphoricum D12, Kalium chloratum D6, Silicea D12

- Seitenstechen
- Während und nach Sport: Magnesium phosphoricum D6 als »Heiße Sieben«

Sinusitis (Nasennebenhöhlenentzündung)

- Im ersten Entzündungsstadium: Ferrum phosphoricum D12, Kalium bichromicum D6 (dieses Mittel zählt nicht zu den Schüßler-Salzen; es wirkt gezielt und speziell gegen Sinusitis und wird angewendet wie Schüßler-Salze)
- Mit weißer Absonderung: Calcium phosphoricum D6, Kalium chloratum D6
- Mit klarer, wässriger Absonderung: Natrium chloratum D6, Ferrum phosphoricum D12
- Mit gelblich-grüner Absonderung und Schmerzen in den Stirnhöhlen: Kalium sulfuricum D6, Calcium fluoratum D12, Silicea D12
- Äußerlich: Bei allen Symptomen kann auch Himalaya-Salz-Sole angewendet werden (siehe Seite 76)

Sodbrennen

- Natrium phosphoricum D6, Natrium sulfuricum D6, Arsenum jodatum D6 (E); bei Magenkrämpfen zusätzlich: Magnesium phosphoricum D6

Sonnenbrand

Beim Aufenthalt in der Sonne oder Hitze sollten Sie immer darauf achten, den Kopf Ihres Kindes durch Kopfbedeckung oder durch Befeuchtung der Haare kühl zu halten. Der Körper kann viel höhere Temperaturen aushalten als der Kopf.

- Im ersten Stadium mit starker Rötung: Ferrum phosphoricum D12 (siehe »Äußere Anwendungen«, Seite 68)
- Mit Eiterbildung: Silicea D12

Sonnenstich

- Natrium chloratum D6, Kalium phosphoricum D6; bei Fieber: Ferrum phosphoricum D12
- Unbedingt den Kopf mit einem feuchten Tuch kühlen

Speichel

- Zu starke Absonderung: Natrium chloratum D6

Stimmbänder (siehe auch »Hals«)

- Zu trocken oder zu viel Speichelfluss: Natrium chloratum D6
- Stimmverlust durch Entzündungen, Erkältungen: Ferrum phosphoricum D12, Kalium chloratum D6
- Stimmverlust durch Überanstrengung (Schreien, Singen etc.): Ferrum phosphoricum D12, Kalium phosphoricum D6
- Stimmbruch: Ferrum phosphoricum D12, Manganum sulfuricum D6 (E)

Stottern

- Calcium phosphoricum D6, Magnesium phosphoricum D6

Tennisarm

- Im Entzündungsstadium, mit Schmerzen: Ferrum phosphoricum D12, Magnesium phosphoricum D6
- Zur Vorbeugung: Calcium fluoratum D12, Calcium phosphoricum D6, Kalium phosphoricum D6, Natrium phosphoricum D6

Tinnitus (siehe »Ohren«)

Thrombose

- Ferrum phosphoricum D12, Kalium chloratum D6, Silicea D12

Tränendrüsen (siehe auch »Augen«)

Erkrankungen am Auge sind mit äußerster Vorsicht zu behandeln. Konsultieren Sie bei anhaltenden Beschwerden einen Arzt.

- Zu häufiges Weinen: Magnesium phosphoricum D6, Kalium phosphoricum D6
- Tränenfluss von Kälte oder Zugluft: Natrium chloratum D6
- Entzündung des Tränenkanals: Ferrum phosphoricum D12, Calcium sulfuricum D6
- Verstopfter Tränenkanal: Kalium chloratum D6, Natrium chloratum D6

Trauma

- Aufgrund von dramatischen Erlebnissen: Kalium phosphoricum D6, Magnesium phosphoricum D6

Träume (siehe »Angst«)

Übelkeit (siehe »Magen«)

- Morgens aufgrund von Schulangst: Kalium phosphoricum D6

Überbein und knorpelige Wucherungen

- Calcium fluoratum D6, Calcium phosphoricum D6 als Langzeitbehandlung

Übergewicht (siehe auch »Essstörungen«)

- Um das Abnehmen zu unterstützen: Natrium phosphoricum D6, Natrium sulfuricum D6
- Für das Abnehmen selbst sind in der Regel eine Umstellung der Ernährung und mehr Bewegung notwendig
- Gegen Heißhunger: Calcium phosphoricum D6

Übersäuerung (siehe »Acidose«)

Unlust

- Zu körperlicher Tätigkeit: Calcium phosphoricum D6, Ferrum phosphoricum D12, Natrium phosphoricum D6
- Zu geistiger Tätigkeit: Ferrum phosphoricum D12, Kalium phosphoricum D6

Unruhe (siehe auch »Angst«)

- Nervöse Unruhe, Phobien, Angst: Calcium phosphoricum D6, Ferrum phosphoricum D12, Kalium phosphoricum D6
- Unruhiger Schlaf: Calcium phosphoricum D6, Kalium phosphoricum D6

Verbrennungen

- Erste Hilfe bei kleineren Verbrennungen und größeren Kindern: Die verbrannte Stelle etwa 20 bis 30 Minuten unter kaltes Wasser halten
- Erste Hilfe bei Säuglingen und Kleinkindern und wenn größere Hautflächen beschädigt wurden: Die verbrannte Stelle zwei bis drei Minuten unter kaltes Wasser halten, dann für eine Minute unterbrechen. Dies so lange durchführen, bis die Rötung und der Schmerz etwas nachgelassen haben
- Danach über einige Stunden alle 15 Minuten Umschläge mit kühlem Wasser machen, dem etwa 20 bis 30 Tabletten

Natrium chloratum D6 zugesetzt wurden. Von diesem Mineralsalz für den restlichen Tag stündlich zwei Tabletten, am nächsten Tag bis zum Abklingen der Rötung noch alle zwei Stunden zwei Tabletten geben. Nach dieser Behandlung bilden sich keine Blasen, und weitere Schäden werden vermieden

- Erste Hilfe unterwegs: kühlendes und desinfizierendes Schaumspray aus der Apotheke
- Mit Eiterbildung: Ferrum phosphoricum D12, Silicea D12
- Zur Verflachung starker Narben: Calcium fluoratum D12, Kalium chloratum D6; über einige Wochen anwenden

Vergiftungen

Bei einer Vergiftung müssen Sie sofort einen Arzt konsultieren.

- Durch Impfung, Medikamente, Narkosegifte: Kalium chloratum D6, Natrium bicarbonicum D6 (E), Natrium sulfuricum D6
- Durch Zecken- oder Schlangenbiss: Kalium chloratum D6, Kalium phosphoricum D6, Kalium sulfuricum D6, Natrium chloratum D6; vom Arzt überprüfen lassen
- Durch Fleisch oder Fisch: Kalium phosphoricum D6, Magnesium phosphoricum D6, Natrium chloratum D6, Natrium sulfuricum D6

Verletzungen

- Schnitt- und Schürfwunden: Nach Säuberung Ferrum-phosphoricum-D12-Pulver auf die frische Wunde streuen; dazu einnehmen: Ferrum phosphoricum D12, Silicea D12
- Mit Schwellung: zusätzlich Kalium chloratum D6
- Quetschungen, Verstauchungen, Schwellungen: Ferrum phosphoricum D12, Kalium chloratum D6

- Knochenbrüche und -prellungen: Calcium fluoratum D12, Calcium phosphoricum D6, Kalium chloratum D6

Verstopfung (siehe »Darm«)

Wachstumsstörungen

- Schlechtes Wachstum, Rachitis, Magerkeit, blasses oder altes Aussehen, dünne Gliedmaßen, dünner Hals: Calcium fluoratum D12, Calcium phosphoricum D12, Silicea D12
- Schmerzen in Knochen und Gliedern: Calcium fluoratum D12 Calcium phosphoricum D12, Magnesium phosphoricum D6

Wadenkrampf (siehe »Krämpfe«)

Windpocken

Durch Kratzen entstehen bleibende Narben. Kalium-sulfuricum-Salbe kann den Juckreiz erheblich lindern und die Heilung fördern.

- Zu Beginn in der Fieberphase: Ferrum phosphoricum D12
- Bei Ausbruch des Ausschlags: Ferrum phosphoricum D12, Kalium chloratum D6
- Wenn die Haut sich schuppt und juckt: Kalium sulfuricum D6, Magnesium phosphoricum D6
- Äußerlich: Kalium-sulfuricum-Salbe

Wunden (siehe »Eiterungen« und »Verletzungen«)

Wundliegen

- Starke Rötung oder blutig: Ferrum phosphoricum D12, Natrium phosphoricum D6; äußerlich: Nach jedem Trockenlegen dick Natrium-phosphoricum-Salbe auftragen

- Mit Eiterbildung: Kalium phosphoricum D6, Silicea D12; äußerlich: Nach jedem Trockenlegen dick Silicea-Salbe auftragen, bis zum völligen Abklingen

Würmer

- Madenwürmer und andere Darmparasiten: Natrium phosphoricum D6, Natrium chloratum D6, Natrium sulfuricum D6, Calcium carbonicum D6 (E): Je zwei Tabletten in Quellwasser auflösen und über den Tag verteilt geben
- Bandwurm: Natrium chloratum D6, Natrium phosphoricum D6

Zähne

- Zahnfleisch rot, heiß, geschwollen vom Zahnen: Ferrum phosphoricum D12, Kalium chloratum D6; außerdem ein bis zwei Tabletten Ferrum phosphoricum D12 zerreiben, mit wenig Wasser zu einer Paste mischen und das Zahnfleisch sanft damit einreiben
- Spätes und langsames Zahnen, Zähne zerfallen rasch: Calcium phosphoricum D6
- Zahnschmelz ist rauh, deshalb rascher Zerfall, Zähne sitzen lose: Calcium fluoratum D6, Calcium phosphoricum D6
- Speichelfluss zu stark: Natrium chloratum D6
- Karies (auch zur Vorbeugung): Calcium phosphoricum D6, Calcium fluoratum D12, Silicea D12
- Zahnfleischentzündung: Ferrum phosphoricum D12, Silicea D12; mit Schwellung: zusätzlich Kalium chloratum D6
- Schießende Zahnschmerzen: Magnesium phosphoricum D6 als »Heiße Sieben«

Zittern

Ist der Grund für das Zittern Angst, sollten Sie Verständnis zeigen und Ihrem Kind vermitteln, dass Sie es beschützen.

- Aufgrund von Aufregung und Angst: Magnesium phosphoricum D6
- Aufgrund körperlicher Schwäche: Calcium phosphoricum D6, Silicea D12
- Bei Fieber und Schüttelfrost: Ferrum phosphoricum D12, Kalium phosphoricum D6
- Aufgrund von ständigem Frösteln, Mangel an Eigenwärme: Natrium chloratum D6, Silicea D12

Zuckungen (siehe »Nerven«)

Zunge

- Aphthen, Mundschleimhautentzündung: Ferrum phosphoricum D12
- Belag, weiß-grau und/oder hellroter Rand: Kalium chloratum D6, Kalium phosphoricum D6
- Belag gelb und schleimig: Kalium sulfuricum D6
- Belag schleimig, wässrig: Natrium chloratum D6
- Belag schmutzig, grünlichgrau: Kalium chloratum D6
- Chronische Schwellung: Calcium fluoratum D12, Kalium chloratum D6
- Blasen auf der Zungenspitze: Natrium chloratum D6, Calcium phosphoricum D6

Literatur

Dalichow, Irene: Salz – ein Urheilmittel neu entdeckt. Goldmann, München 2002

Geiger, Gisela Elisabeth: Die Schüßler-Mineralsalze. Knaur, München 2001

Geiger, Gisela Elisabeth: Gesund und strahlend schön mit Schüßler-Salzen und Vitaminen. Knaur, München 2005

Hickethier, Dr. Kurt: Sonnerschau – Lehrbuch der Antlitzdiagnostik. Charlotte Depke Verlag, Kemmenau 1993 (7. Auflage), zu beziehen über www.sonnerschau.de

Kellenberger, Richard / Kellenberger, Christiane: Äußere Anwendungen der Mineralstoffe nach Dr. Schüßler. AT-Verlag, Aarau 2003

Kellenberger, Richard / Kopsche, Friedrich: Mineralstoffe nach Dr. Schüßler. AT-Verlag, Aarau 2002

Register

Die zwölf Mineralsalze und ihre Ergänzungsmittel

Calcium fluoratum (Nr. 1) 18, 20 ff.
Calcium phosphoricum (Nr. 2) 18, 22 ff.
Ferrum phosphoricum (Nr. 3) 18, 25 ff.
Kalium chloratum (Nr. 4) 18, 27 ff.
Kalium phosphoricum (Nr. 5) 18, 30 f.
Kalium sulfuricum (Nr. 6) 18, 32 ff.
Magnesium phosphoricum (Nr. 7) 19, 34 ff.
Natrium chloratum (Nr. 8) 19, 37 ff.
Natrium phosphoricum (Nr. 9) 19, 40 ff.
Natrium sulfuricum (Nr. 10) 19, 42 ff.
Silicea (Nr. 11) 19, 45 ff.
Calcium sulfuricum (Nr. 12) 19, 47 ff.
Kalium arsenicosum (Nr. 13) 50 f.
Kalium bromatum (Nr. 14) 51
Kalium jodatum (Nr. 15) 51f.
Lithium chloratum (Nr. 16) 52
Manganum sulfuricum (Nr. 17) 52
Calcium sulfuratum (Nr. 18) 53
Cuprum arsenicosum (Nr. 19) 53
Kalium aluminium sulfuricum (Nr. 20) 53
Zincum chloratum (Nr. 21) 53 f.
Calcium carbonicum (Nr. 22) 54
Natrium bicarbonicum (Nr. 23) 54
Arsenum jodatum (Nr. 24) 55

Abmagerung 83
Absonderungen 83
Abszess 84
Aggressionen 85
Akne 41, 47, 51, 85 f.
Allergien 38, 41, 67 f., 86 f., 103, 124

Anämie 88
Angst 88
Antlitzdiagnose 63 f.
Appetit 89
Asthma bronchiale 89 f.
Atemnot 90
Augen 90 f.

Bänderriss 91f.
Bandwurm 92
Bauch 92
Bauchwickel 67
Bettnässen 75, 93, 94
Blähungen 93
Blase 94
Blasen 112
Blinddarm 94
Blut 18, 28, 39, 75 f., 95
Bluterguss 95
Blutungen 25
Brechreiz 96
Bronchitis 47, 52, 96
Brustwickel 66

Candida-Pilz 40

Darm 97
Depressionen 30, 97
Diabetes 53, 98
Diphtherie 98
Drüsen 98
Durchfall 98 f.

Eiterungen 100
Energiemangel 100
Entgiftung 18, 19, 28, 30, 43, 100
Entzündungen 19, 27, 32, 45, 100
Epilepsie 101
Erbrechen 101
Erfrierungen 102
Erkältungskrankheiten 32, 42, 102, 108
Ernährung von Säuglingen und Kleinkindern 71ff.
Erröten 102
Erschöpfung 53, 103, 125
Essstörungen 96, 103, 123

Feuermal 103
Fieber 18, 25, 103 f.
Fingernägel 104, 127
Fontanelle 104
Furunkel 104
Füße 105
Fußpilz 46

Galle 105
Gaumen 106
Gedächtnisschwäche 106
Gehirnerschütterung 106
Gelbsucht 106
Gelenke 107
Gerstenkorn 107

Geruchsverlust 107
Geschmack 107 f.
Geschwüre 108
Gewicht 108
Grippe 108

Haare 109
Hals 109 f., 142
Hände 110
Haut 110 f.
»Heiße Sieben« 36
Heißhunger 112
Herpes 28, 41, 94
Herz 112
Heuschnupfen 41, 112 f.
Himalaya-Salz 75 ff.
Hitzschlag 113
Husten 113
Hysterie 114

Immunsystem 26, 114
Impfungen 114 f.
Infektionskrankheiten 115
Insektenstiche 115

Juckreiz 116

Keuchhusten 116
Kinderlähmung 116
Knochen 116 f.
Knorpel 117
Kolik 117
Konzentration 118
Kopfschmerzen 118 f.
Krämpfe 18, 119
Krebs 119 f.
Kreislauf 120
Krupphusten 120

Laufen lernen 120
Leber 32, 43
Leukämie 121
Lunge 121
Lymphdrüsen 121

Magen-Darm-Erkrankungen 53, 122 f.
Mandeln 123
Masern 123 f.
Migräne 35, 124
Milchschorf 124
Mittelohrentzündung 124 f.
Mumps 125
Mund 125 f.
Mundsoor 88
Muskeln 126 f.

Nabelbruch 127
Nachtschweiß 127
Narben 128
Nase 128
Nebenhöhlen 129, 141
Nerven 18, 129
Nesselsucht 129 f.

Neurodermitis 41, 130
Nieren 131

Ohnmacht 131
Ohren 131
Operationen 132

Pfeiffersches Drüsenfieber 132
Prellung 133

Quaddeln 133

Rachitis 133
Rheuma 133
Rippenfellentzündung 134
Röteln 134
Rötungen 134

Säure-Basen-Haushalt 19, 37, 39, 46, 84 f.
Scharlach 135
Scheide 135
Schielen 135
Schilddrüse 136
Schlafstörungen 24, 47, 136
Schluckauf 136
Schmerzen 137
Schnupfen 32, 75, 112, 115 f., 134, 138
Schock 138
Schreckhaftigkeit 138
Schüßler, Wilhelm Heinrich 15
Schüßler-Salze,
– äußere Anwendung 65 ff.
– Bezugsquellen 17
– Darreichungsformen 17
– Dosierung 59 ff.
Schwäche 139
Schwellungen 139
Schwielen 140
Schwindel 140
Schwitzen 140
Sehnen 140
Seitenstechen 141
Sodbrennen 141
Sonnenbrand 38, 68, 141
Speichel 142
Stottern 142
Stress 30

Tennisarm 142
Thrombose 143
Trauma 143

Überbein 143
Übergewicht 144
Unlust 144
Unruhe 144

Verbrennungen 144
Vergiftung 145

Verletzungen 145 f.
Völlegefühl 28
Vorhautverengung 132

Wachstumsstörungen 146
Wadenwickel 65 f.
Windpocken 146
Wunden 67, 76, 96
Wundliegen 147
Wurmbefall 54, 147

Zähne 22, 123 f., 147
Zittern 148
Zunge 148

Maria Lohmann

12 Salze, zwölf Typen

Wie Sie mit der Antlitzdiagnostik
Ihr persönliches Schüßler-Salz finden;
Extra: Schnelle Hilfe bei den häufigsten Beschwerden

Körperliche und seelische Beschwerden spiegeln sich auch im Gesicht des Menschen wider. Anhand charakteristischer Gesichtsmerkmale hat Dr. Schüßler 12 Konstitutionstypen definiert, die den jeweiligen Salzen entsprechen. Dieses Buch hilft dem Leser, seinen Typ zu ermitteln und das richtige Salz für die Selbstbehandlung auszuwählen.

Knaur Ratgeber Verlag

Claudia-Viktoria Schwörer

Selbstbehandlung mit Schüßler-Salzen

Sanfte Hilfe bei über 100 Beschwerden;
Extra: Abnehmen und entgiften mit Schüßler-Salzen

Sanfte Selbstmedikation: Die 12 Mineralsalze von Dr. Schüßler regulieren den Zellstoffwechsel, normalisieren den Säure-Basen-Haushalt und helfen so bei einer Vielzahl von Beschwerden. Dieses Handbuch erläutert das Heilsystem, beschreibt jedes Salz ausführlich und gibt genaue Anleitungen zur Selbstbehandlung. So lassen sich Krankheiten und Befindlichkeitsstörungen schnell in den Griff kriegen – von A wie Abgeschlagenheit bis Z wie Zahnfleischentzündung.

»Nicht nur sein umfassendes Wissen
macht das Buch nützlich. Verdienstvoll ist auch
die klare Abgrenzung der Heilsalztherapie
von allerhand pseudowissenschaftlichem Humbug.«
Prisma

Knaur Ratgeber Verlag